FÜNFZIG JAHRE CHIRURGIE

VON

NICOLAI GULEKE

früherem Direktor
der Chirurgischen Universitäts-Klinik Jena

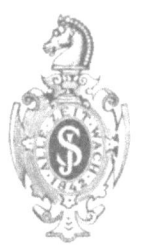

SPRINGER-VERLAG
BERLIN · GÖTTINGEN · HEIDELBERG
1955

ALLE RECHTE VORBEHALTEN.

OHNE AUSDRÜCKLICHE GENEHMIGUNG DES VERLAGES IST ES AUCH NICHT GESTATTET,
DIESES BUCH ODER TEILE DARAUS
AUF PHOTOMECHANISCHEM WEGE (PHOTOKOPIE, MIKROKOPIE),
ZU VERVIELFÄLTIGEN.

ISBN-13: 978-3-540-01903-9 e-ISBN-13: 978-3-642-92647-1
DOI: 10.1007/978-3-642-92647-1

Die Entwicklung der Chirurgie hat ein Ausmaß und Tempo angenommen, daß sich jedem verantwortungsbewußten Chirurgen ganz von selbst die Frage aufdrängt, wie diese Entwicklung weitergehen soll. Wenn Sie die Eröffnungsreden der Vorsitzenden der Tagungen der Deutschen Gesellschaft für Chirurgie auf ihren Kongressen verfolgen, so werden Sie feststellen, daß schon seit Jahrzehnten die Aufsplitterung der Chirurgie in immer neue Sondergebiete, die durch die zunehmende Erweiterung unseres Fachgebietes herbeigeführt wird, die führenden Männer unseres Faches mit schwerer Sorge erfüllt hat. Wo soll schließlich die Grundsubstanz der Chirurgie bleiben, wenn immer wieder Teile davon abgelöst werden? Dabei handelt es sich hierbei nicht etwa um ein Abbröckeln, also eine Verfallserscheinung, sondern wer Augen hat zu sehen, muß die Vitalität des alten Stammes bewundern, der immer wieder neue Sprossen treibt und eine geradezu unerschöpfliche Lebenskraft zeigt. Gerade wir Älteren unter den Chirurgen, die wir seit langem diesen Vorgang miterleben, stehen mit Staunen und Ehrfurcht vor dieser Entwicklung. Denn wir erinnern uns noch der Zeiten, da die heute jedem Chirurgen geläufigen wissenschaftlichen Anschauungen und diagnostischen und therapeutischen Möglichkeiten noch nicht oder nur unvollkommen vorhanden waren, und die technischen Hilfsmittel, die uns heute unser Handeln erleichtern, noch fehlten. Wir erlebten noch die Zeiten, in denen allein die Kunst des Operateurs das Feld beherrschte, und von seiner Hand Leben oder Tod abhingen. Sollte das inzwischen anders geworden sein?

Es verlohnt sich, einen Rückblick auf die Entwicklung der Chirurgie in den letzten Jahrzehnten zu werfen, um zu erkennen, wo wir stehen. In unserer heutigen, raschlebigen und leichtvergessenden Zeit verschieben sich oft die Dinge in der Erinnerung auch derer, die die Ereignisse selbst miterlebt haben, und die Jugend ist geneigt, das Bestehende als gegeben hinzunehmen und den Blick in die Zukunft zu richten, ohne lange nach dem „Woher" zu fragen. Das ist ihr Recht, ja, ihre Aufgabe; denn sie vor allem birgt den Fortschritt in sich. Jeder Fortschritt baut sich aber auf dem vorher Bestehenden auf, selbst dann, wenn ein genialer Gedanke oder auch der Zufall wie ein zündender Funke ein Gebiet erhellt, das vorher in Dunkel gehüllt war. Wie die Geschlechter kommen und gehen, so ändern sich zeitgebunden auch unsere Anschauungen, und auch in der Wissenschaft schließt sich die Gegenwart an die Vergangenheit an und leitet in die Zukunft über.

Ihr Herr Präsident hat mir den ehrenvollen Auftrag erteilt, Ihnen einen Rückblick über die letzten 50 Jahre der Entwicklung der Chirurgie zu geben. Ich danke ihm dafür von Herzen. Wenn ich es auch als mein größtes Glück ansehe, daß ich diese Epoche miterlebte und in ihr mitarbeiten durfte, so ist mir doch der Entschluß, diese Aufgabe zu übernehmen, nicht leicht geworden, weil ich der Meinung bin, daß es für mich Zeit ist, das Feld Jüngeren zu überlassen. Bewogen hat mich dazu aber schließlich das Gefühl tiefer Dankbarkeit, das ich der Bayerischen Chirurgenvereinigung gegenüber hege, der ich seit Jahrzehnten angehören durfte und von deren Tagungen ich immer reiche Anregungen für meine Berufsarbeit und außerdem das Gefühl enger kameradschaftlicher Verbundenheit mitgenommen habe. Ich bitte Sie also, meinen Vortrag als Ausdruck dieses Dankes hinzunehmen.

Sie dürfen nun nicht erwarten, daß ich Ihnen eine genaue historische Darstellung aller Einzelheiten und ihres Ineinandergreifens gebe, etwa wie das in dem hervorragenden Buch von TRENDELENBURG „Die ersten 25 Jahre der Deutschen Gesellschaft für Chirurgie" geschehen ist. Dazu würde eine besondere Forscherarbeit nötig sein, die Redezeit gar nicht reichen. Sie mögen es daher entschuldigen, wenn meine Ausführungen eine mehr persönliche Note tragen und ich das herausgreife, was mir von besonderer Bedeutung scheint.

Lassen Sie mich nun mit einigen kurzen Worten schildern, wie die Chirurgie um die *Jahrhundertwende* aussah, um den seitdem eingetretenen Aufschwung deutlicher hervortreten zu lassen. Das „heroische Zeitalter der Chirurgie", wie die Zeit nach der Einführung der Narkose und der von der Asepsis bald abgelösten Antisepsis oft genannt wurde, war gerade vorüber. Wir standen noch unter dem Eindruck, dem RICHARD V. VOLKMANN in dichterischer Begeisterung mit den Worten Ausdruck verlieh: „Jahrtausende alte Rätsel sind gelöst oder doch der sicheren Lösung nahegebracht, die Wünsche unserer Väter über alles Hoffen und Erwarten erfüllt." Man konnte in Ruhe und mit aller nötigen Sorgfalt operieren, ohne den Kranken einem Martyrium auszusetzen, und man konnte mit weitgehender Sicherheit auf einen glatten Heilverlauf nach den Eingriffen rechnen, wenn die Asepsis gewahrt war. Einen enormen Aufschwung brachte die Entwicklung der *naturgeschichtlichen Anschauung*, deren Hauptpfeiler die unter Führung von RUDOLF VIRCHOW mit seiner Zellenlehre stehende pathologische Anatomie und die durch ROBERT KOCH zu rascher Blüte entwickelte

Bakteriologie waren. Dadurch bekam die Chirurgie festen wissenschaftlich begründeten Boden unter die Füße, und die Möglichkeit, die bis dahin in ein nebliges Dunkel gehüllten Ursachen der oft tödlich verlaufenden Störungen der Wundheilung zu verhüten und zu bekämpfen. Man lese nur die Berichte z. B. von ROSE aus dem Krankenhaus Bethanien in Berlin oder von den damaligen Kriegschirurgen über die Verheerungen, die das Erysipel, die Pyämie und Septicämie, der Rauschbrand oder die Wunddiphtherie in Krankenhäusern und Lazaretten der damaligen Zeit anrichteten. Das einzige, leider recht unzulängliche Hilfsmittel dagegen bestand damals in raschestem Operieren mit glatten Schnitten und guter Blutstillung unter Vermeidung jeder mechanischen Schädigung der Gewebe. Hierin waren unsere Lehrer Meister, und ich denke noch immer mit Bewunderung an die technisch vollendeten mit glatten Schnitten rasch und unter Wahrung der anatomischen Verhältnisse durchgeführten Operationen meiner Chefs ERNST V. BERGMANN und OTTO MADELUNG zurück, und empfehle die Lektüre der Memoiren des großen Kriegschirurgen Napoleons, JEAN DOMINIQUE LARRÈY, der mit seinen Eingriffen auf den napoleonischen Schlachtfeldern geradezu erstaunliche Erfolge erzielt hat. Er wußte auch schon, daß durch Vermeidung häufiger Verbandwechsel in verseuchten Lazaretten die Sekundärinfektion der Wunden am sichersten vermieden wurde, und ließ seine frisch Amputierten zu Pferde steigen und von den russischen Schlachtfeldern ohne Verbandwechsel nach Frankreich reiten. Sie hielten das aus, wie die Berichte mit Namennennung beweisen, und heilten erstaunlich glatt ab.

Ein Blick auf die Chirurgie zu Beginn unseres Jahrhunderts zeigt, daß die wissenschaftliche Forschung der führenden Chirurgischen Kliniken sich damals vorwiegend mit pathologisch-anatomischen Problemen und mit Fragen der chirurgischen Wundinfektionskrankheiten und deren Bekämpfung beschäftigte. Wie die praktische Chirurgie damals aussah, darf ich an der Hand eigener Erinnerungen ganz kurz beleuchten. In der Allgemeinen Chirurgie bestand die Behandlung der Gelegenheitswunden darin, diese von groben Verunreinigungen zu säubern, wobei das Wasserstoffsuperoxyd eine wichtige Rolle spielte, schwerer geschädigte Gewebsteile zu entfernen und nötigenfalls Gegenincisionen anzulegen. Nur glatte Schnittwunden wurden mit Zurückhaltung genäht, alle anderen offen gelassen. Chloroform- und Äthernarkosen mit der Schimmelbusch-Maske beherrschten das Feld. Die Lokalanaesthesie war gerade im ersten Entstehen begriffen. Frakturen wurden oft mit sehr gutem Erfolg in Narkose reponiert und gegipst oder mit dem von BARDENHEUER zur Meisterschaft entwickelten Hautpflaster-Streckverband behandelt. Eine Röntgendiagnostik gab es noch kaum. In besonders schwierigen Fällen wurden die Kranken der

v. BERGMANNschen Klinik über die Straße zu dem Installationsgeschäft von Hirschmann gefahren, wo dann für heutige Begriffe ganz unvollkommene Bilder angefertigt wurden. Solche Bilder zu lesen, verstanden die wenigsten. Kontrastmittel waren noch nicht erfunden. Die Hirnchirurgie steckte, ebenso wie die Thoraxchirurgie, noch in den primitivsten Entwicklungsstadien. Auch die Bauchchirurgie war damals noch keineswegs Allgemeingut aller Chirurgen, sondern wurde in bestimmten Kliniken bevorzugt gepflegt, obschon die Chirurgie der Wurmfortsatzerkrankung im Anlaufen war. Die Heilung einer diffusen, von einer Appendixperforation ausgehenden Peritonitis war ein aufsehenerregendes Ereignis, wie ich mich noch deutlich aus der v. BERGMANNschen *Klinik* aus dem Jahr 1905 erinnere. Auch die von der BILLROTHschen *Schule* ausgehende Magenresektion galt noch als enormes Wagnis, und ich weiß noch genau, mit welch innerer Belastung ich im Jahre 1912 daranging, in Straßburg die 1. Resektion wegen eines Magenulcus auszuführen. Es ist auch kennzeichnend, daß ich während meiner Marburger Amtszeit im ganzen Jahr 1919 nur 4 Ulcusresektionen ausführen konnte, trotzdem ich als junger Ordinarius den besten Willen dazu hatte. Eine relativ hohe Stufe der Technik hatten dagegen die Eingriffe wegen gut- und bösartiger Geschwülste erreicht. Ober- und Unterkieferresektionen mit oder ohne präliminare Carotisligatur und Tamponkanüle, Mammaexstirpationen, die Exstirpation tuberkulöser Halslymphknoten, die damals das tägliche Brot des Chirurgen bildete, wurden als technische Glanzleistungen gern voroperiert, ebenso die typischen Eingriffe an den Extremitäten, die mit verblüffender Schnelligkeit durchgeführt wurden. LARRÈY brauchte für eine Exartikulation im Hüftgelenk bis zum Verband 4 min. Auch die radikale extracapsuläre Resektion tuberkulöser Gelenke wurde damals ausgiebig geübt, bis die durch BERNHARD bekanntgegebenen guten Erfolge der Heliotherapie im Hochgebirge einen Umschwung herbeiführten.

Wer waren nun die Männer, die bei uns zur Zeit der Jahrhundertwende in der Chirurgie die Führung hatten und dieser Zeit ihren Stempel aufdrückten? Die deutsche Chirurgie hat das Glück gehabt, damals eine große Zahl hervorragender Fachvertreter ihr eigen zu nennen, die befähigt waren, die neu gegebenen Chancen auszunutzen und die Chirurgie schon damals zu ungeahnten Erfolgen zu führen. Es waren Männer von spezifischer, manchmal an Originalität grenzender Eigenart, ausgesprochene Persönlichkeiten, die als solche, wie auch in ihrer Berufstätigkeit, in keine Schablone paßten, sondern ihre eigenen Wege gingen. Das zeigte sich auch an den Arbeitsrichtungen und Schulen, die sie an ihren Kliniken heranbildeten, wie das bei den deutschen Chirurgen bis heute so geblieben ist. Mit lebendiger Deutlichkeit stehen uns Alten noch die Großen der damaligen Zeit vor Augen, zu denen wir als junge Anfänger mit unbegrenzter Verehrung aufblickten, und die wir alljährlich auf der Bühne der Chirurgenkongresse in führenden Rollen auftreten sahen. Eine wundervolle Sammlung ihrer Porträts, meist von weltbekannten Künstlern gemalt, war in den Räumen der Deutschen Gesellschaft für Chirurgie im Langenbeck-Virchow-Haus in Berlin vereinigt. Sie ist durch Bomben vollständig vernichtet worden. Da die Jüngeren unter Ihnen wohl keine genauere Vorstellung mit den bekannten Namen verknüpfen, habe ich die Bilder, wenigstens eines Teiles, der damals und in der Folgezeit bedeutendsten Chirurgen zu beschaffen gesucht und darf sie ganz kurz an Ihnen vorbeiziehen lassen. Sie sind nach dem Geburtsjahr der Dargestellten geordnet. Den Herren Kollegen, die mir dabei behilflich waren, danke ich aufrichtigst. Wenn schon von der Geschichte der Chirurgie gesprochen wird, scheint es mir ein selbstverständlicher Akt der Pietät zu sein, auch der Persönlichkeiten unserer großen Meister zu gedenken. Daß

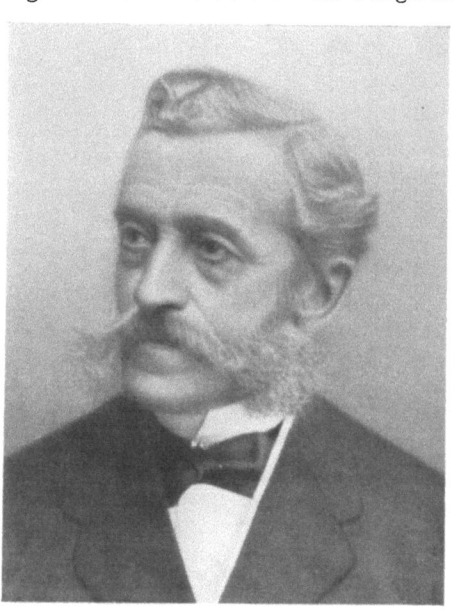

BERNHARD VON LANGENBECK.

ich Ihnen nur einen Teil derselben im Bilde zeigen kann, bedeutet kein Werturteil, sondern ist durch die Kürze der Zeit erzwungen, die mir zur Verfügung steht.

Ich darf mit dem Bild von BERNHARD V. LANGENBECK, geb. 9. 11. 1810 — gest. 29. 9. 1887, beginnen, der während unserer Gründerzeit der unbestrittene Führer der deutschen Chirurgen war.

Es folgt RICHARD V. VOLKMANN, geb. 17. 8. 1830 — gest. 28. 11. 1889, ein energischer, begeisterungsfähiger Chirurg, der die Antisepsis in Deutschland einführte und verbreitete. Er verlangte als erster die grundsätzliche Ausräumung der Achselhöhle beim Mammacarcinom, hat eine Anzahl neuer Operationsmethoden angegeben (Hydrocele, Knieresektion), ein unermüdlicher, erfolgreicher Diskussionsredner, der Barde unter unseren Heroen, dem die Welt die „Träumereien an französischen Kaminen" verdankt.

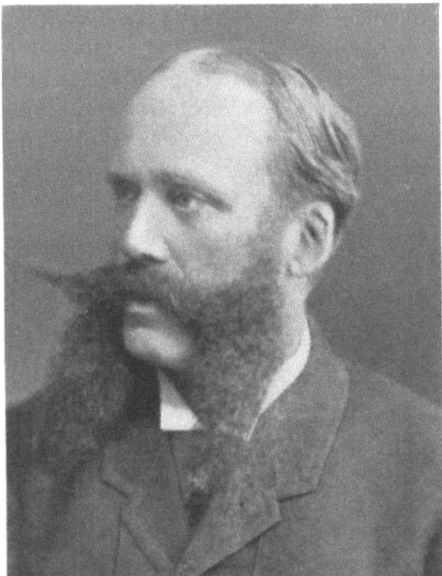

RICHARD V. VOLKMANN.

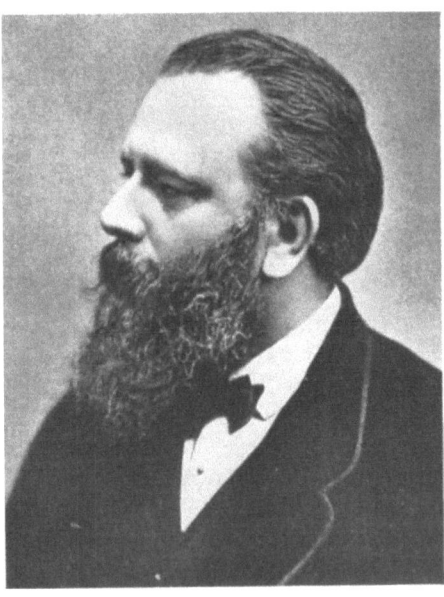

THEODOR BILLROTH.

Dann ein Bild von THEODOR BILLROTH, geb. 26. 4. 1829, der zwar schon am 6. 2. 1894 in Wien gestorben war, aber in seinen Schülern noch lange über die Jahrhundertwende hinaus einen großen Einfluß auf die Weiterentwicklung der Chirurgie ausgeübt hat.

Ihnen ebenbürtig folgt ERNST V. BERGMANN, geb. 16. 12. 1836 — gest. 25. 3. 1907, Ordinarius in Dorpat, Würzburg, Berlin, wo er der Nachfolger BERNHARD V. LANGENBECKs wurde. Von seinen Jugendarbeiten über das Sepsin her behielt er das Interesse an der Erforschung der Störungen der Wundheilung und schuf mit seinen Schülern SCHLANGE, SCHIMMELBUSCH, FEHLEISEN, gleichzeitig mit NEUBER (Kiel), die Lehre und Praxis der Asepsis. Er führte das Sublimat ein. Sein Kampf gegen das zu häufige Verbinden, die feuchten Verbände mit Luftabschluß, das Sondieren der Wunden ist uns Älteren in Fleisch und Blut übergegangen. Erstaunen erregten seine Erfolge bei der Behandlung der Knieschüsse im russisch-türkischen Krieg im Gipsverband, unter Vermeidung der Sonde. Als Teilnehmer an 3 Kriegen förderte er die Kriegschirurgie durch Arbeiten über Aneurysmen,

Schädelhirnschüsse, Gelenkverletzungen. Neben allem Übrigen galt seine Hauptarbeit der Hirnchirurgie, und seine Werke ,,Die Lehre von den Kopfverletzungen" und ,,Die chirurgische Behandlung der Hirnkrankheiten", die in 3 Auflagen erschien, machten ihn zum führenden deutschen Hirnchirurgen seiner Zeit. Im Besitz eines wahrhaft universellen Wissens war er ein begnadeter Operateur, ein begeisternder Redner und Lehrer, dessen wissenschaftliche und populäre Schriften und Vorträge die gleiche klassische Abgeschliffenheit und Klarheit zeigten; eine machtvolle, imponierende und durch seine schlichte Art alle Herzen gewinnende Persönlichkeit. Unter den Großen, die mir im Leben begegnet sind, war er für mein Empfinden der Größte.

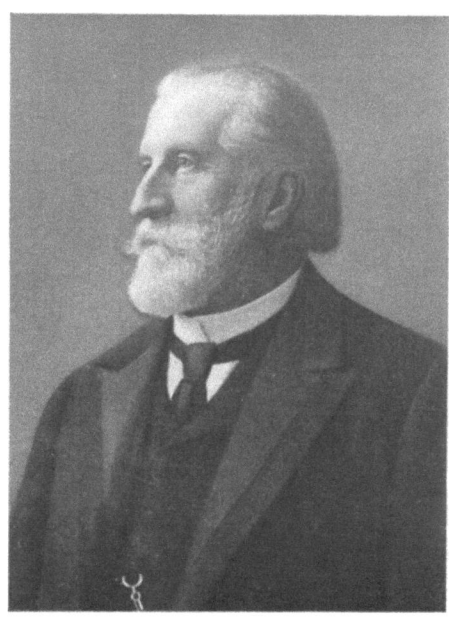

ERNST V. BERGMANN.

FRIEDRICH V. ESMARCH, geb. 9. 1. 1823 — gest. 23. 2. 1908 in Kiel, war eine vornehme Erscheinung, ein kühner, vielseitiger Operateur, besonders interessiert an der Krebsfrage. Er führte die Antisepsis in die Kriegschirurgie ein. Sein Verbandpäckchen ist jedem Kriegschirurgen ebenso bekannt, wie seine elastische Binde zur Erzielung der Blutleere.

FRANZ KÖNIG, geb. 1832 — gest. 12. 12. 1910, Ordinarius

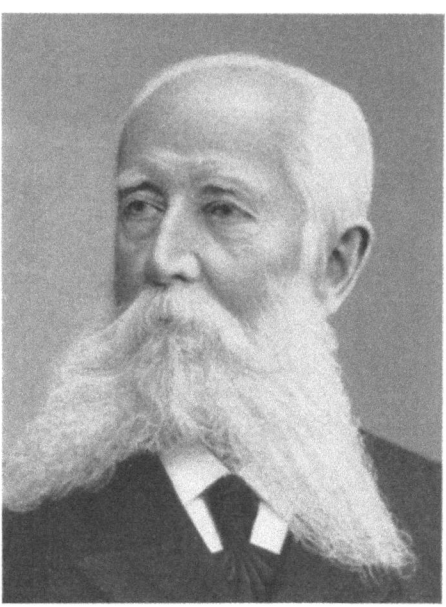

FRIEDRICH V. ESMARCH.

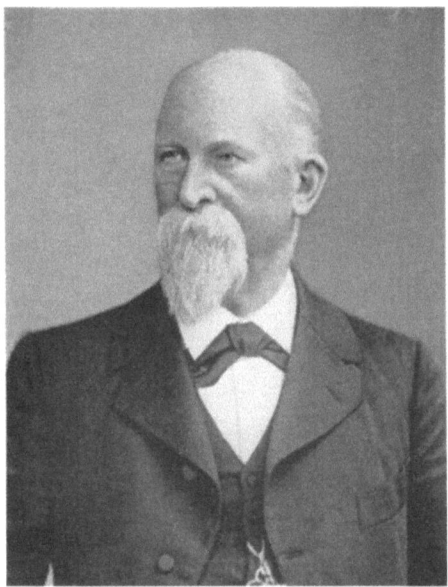

Franz König.

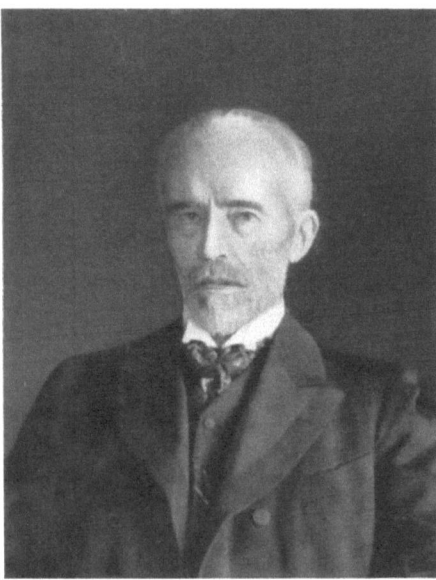

Theodor Kocher.

in Göttingen, später an der Berliner Charité, war ein spezieller Kenner der Knochenerkrankungen und besonders der Gelenktuberkulose. Er hatte unter anderem erstaunliche Dauerergebnisse nach Resektionen von Oberkiefercarcinomen. Auf den Kongressen war er ein gestrenger Kritiker, den wir jungen Anfänger alle fürchteten.

Es folgt Theodor Kocher, geb. 25. 8. 1841 — gest. 27. 8. 1917, der Berner Chirurg, mit dessen Namen die Entwicklung der Kropfchirurgie untrennbar verbunden ist. Für seine Arbeiten über die Pathologie des Kropfleidens wurde er mit dem Nobel-Preis ausgezeichnet, der einzige Chirurg, dem diese Ehrung widerfahren ist. Er war aber auf allen übrigen Gebieten der Chirurgie ein führender Lehrer, wie die vielen von ihm erdachten Operationsverfahren und seine seinerzeit weitverbreitete Operationslehre beweisen.

Vincenz v. Czerny, geb. 9. 11. 1842 — gest. 3. 10. 1914, ein Schüler Billroths, war auf der Höhe seines Wirkens als Ordinarius in Heidelberg einer der berühmtesten Bauchchirurgen seiner Zeit, der unter anderem den experimentellen Nachweis von der Ertragbarkeit der Totalresektion des Magens geliefert hat. Er wagte unter dem Schutz der Antisepsis die bis dahin nicht geübte Radikaloperation des Leistenbruchs mit Verschluß der Bruchpforte durch die Pfeilernaht, machte mit Erfolg vaginale Uterusexstirpationen, deckte Schädeldefekte durch Tibiastücke und ersetzte eine amputierte Mamma durch ein großes Lipom. Die erste perineale Prostatektomie in Deutschland wurde von ihm ausgeführt. Die Fulguration maligner Tumoren durch CZERNY wurde zur Vorläuferin der Elektrochirurgie.

FRIEDRICH TRENDELENBURG, geb. 25. 4. 1844 — gest. 15. 12. 1924, ein Schüler v. LANGENBECKs, kennen Sie alle von der nach ihm benannten Beckenhochlagerung und der kühnen Idee der Embolektomie aus der A. pulmonalis. Er hatte große Verdienste um die plastische Chirurgie, um die Lehre von den Zirkulationsverhältnissen in den Varicen (TRENDELENBURGscher Versuch) und von der Statik der angeborenen Hüftluxationen (TRENDELENBURGsches Symptom).

OTTO MADELUNG, geb. 15.5.1846—gest. 22. 7. 1926, ein Schüler von BUSCH in Bonn, durch seine Arbeiten über den Echinococcus, über

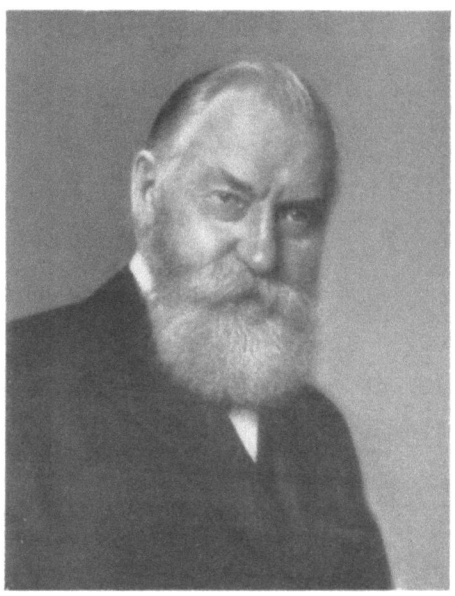

VINCENZ V. CZERNY.

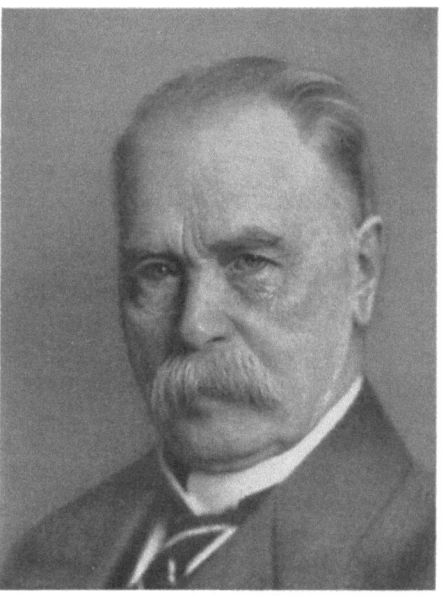

FRIEDRICH TRENDELENBURG.

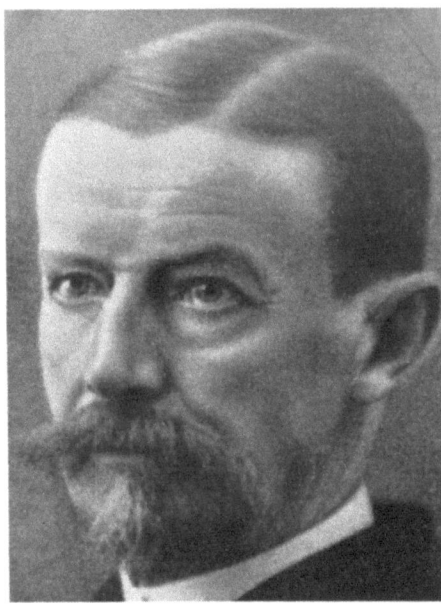

OTTO MADELUNG.

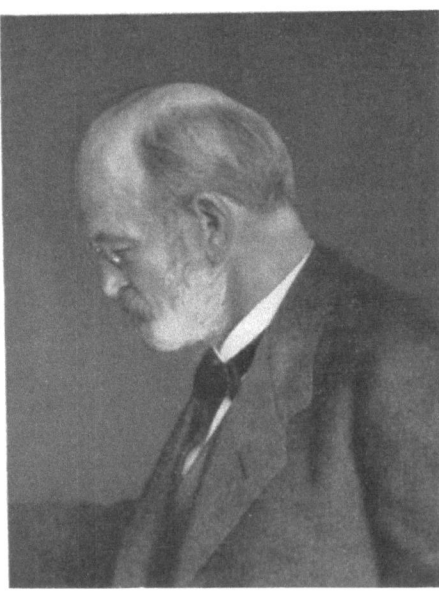

BERNHARD RIEDEL.

die Darmnaht und die Pfählungsverletzungen weit über Deutschlands Grenzen hinaus bekannt. Er wandte sich mit Vorliebe den Sorgenkindern der Chirurgie, dem Aufplatzen der Bauchwunden, den übergroßen Hernien u. a. zu und betonte den Grundsatz des Nil nocere mit besonderem Nachdruck. Sein Standardwerk über die ,,Chirurgie des Typhus" (2 Bände) konnte er noch kurz vor seinem Tode vollenden.

BERNHARD RIEDEL, geb. 18. 9. 1846 — gest. 13. 9. 1916, Ordinarius in Jena, war ein kühner Operateur, der den Leiden seiner Kranken energisch mit großen Schnitten zu Leibe ging. Er gab etwa gleichzeitig mit MAC BURNEY den Wechselschnitt bei der Appendektomie an, trat früh für die Querresektion des Magens beim Ulcus ein, war führend in der Gallenwegschirurgie. Die ,,eisenharte Struma" trägt seinen Namen. Seine temperamentvollen Vorträge auf den Kongressen machten ihn zu einem der eindruckvollsten Redner.

RUDOLF KRÖNLEIN, geb. 19. 2. 1847 — gest. 26. 10. 1910, ein Schüler v. LANGENBECKs, später Ordinarius in Zürich, wurde besonders bekannt durch die von ihm beschriebenen Abschüsse des ganzen unversehrten Gehirns von der Schädelbasis, durch seine

Studien über die Topographie der Hirnregionen und durch seine auch heute in der Chirurgie und Ophthalmologie gebrauchte Methode der Orbitalresektion.

LUDWIG REHN, geb. 13. 4. 1849 — gest. 29. 5. 1930, wagte die erste Herznaht, trotzdem wenige Jahre vorher BILLROTH den Ausspruch getan hatte, daß jeder Chirurg, der einen solchen Versuch machen würde, den Respekt seiner Kollegen verlieren sollte. REHN gab damit den Anstoß zur Entstehung einer Chirurgie des Herzens, wie seine Entdeckung von der Entstehung von Blasenkrebsen bei Anilinarbeitern einen greifbaren Beweis für die Entstehung von Carcinomen auf dem Boden chronischer, chemisch bedingter Reizzustände erbrachte. Für die Bauchchirurgie bedeutete sein Eintreten für die Frühoperation der Appendicitis und sein Vorschlag der Wiederherstellung des intraabdominellen Druckes durch weitgehenden Nahtverschluß der Operationswunden bei Peritonitis einen großen Fortschritt.

JOHANNES V. MIKULICZ, geb. 16. 5. 1850 — gest. 14. 6. 1905, war aus der Schule BILLROTHs hervorgegangen. Er war seinerzeit der berühmte Chirurg auf dem

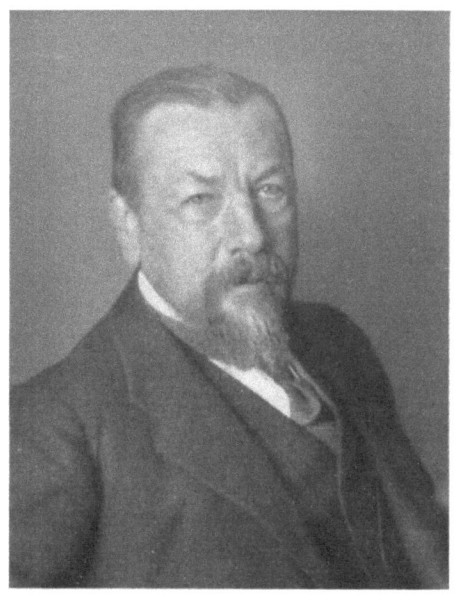

RUDOLF KRÖNLEIN.

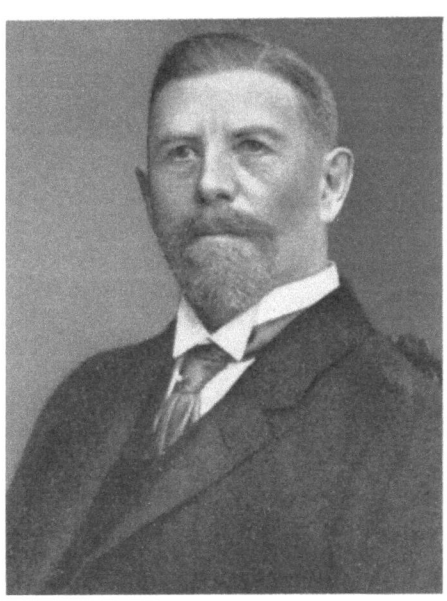

LUDWIG REHN.

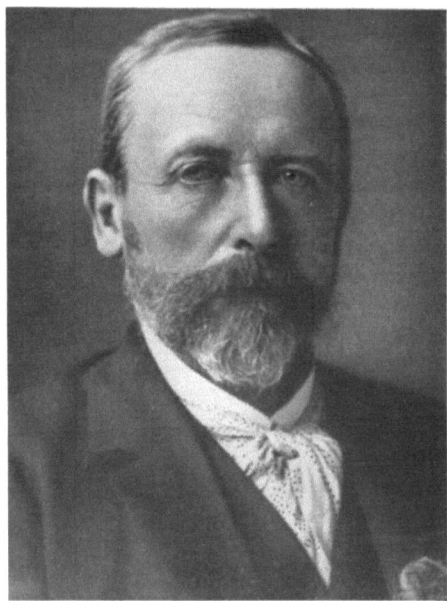

JOHANNES V. MIKULICZ.

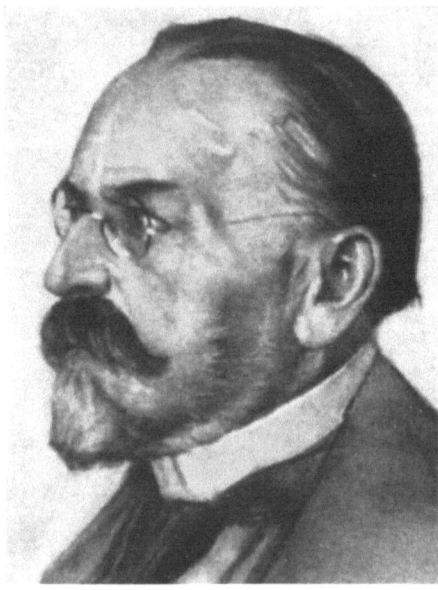

OTTMAR Ritter v. ANGERER.

Breslauer Lehrstuhl, der von allen aus dem Osten kommenden Kranken aufgesucht wurde und dadurch ein besonders interessantes Krankengut zu sehen bekam. Ihnen allen ist seine Vorlagerungsmethode bei der Dickdarmresektion und seine Beuteltamponade bekannt. Er hat das erste Gastroskop konstruiert, eine osteoplastische Resektionsmethode am Fuß angegeben. Er war eine besonders liebenswürdige Persönlichkeit, eine echte Künstlernatur.

OTTMAR Ritter v. ANGERER, geb. 17. 9. 1850 — gest. 12. 1. 1918, ist in München, wo er Jahrzehnte als Ordinarius wirkte, durch seine vornehme, liebenswürdige Persönlichkeit unvergessen. Er hat unter anderem durch die damals übliche Arthrektomie bei Gelenktuberkulose sehr gute Erfolge erzielt und sich durch die Rotfärbung der Sublimatpastillen zur Vermeidung von Vergiftungen ein bleibendes Verdienst erworben.

HEINRICH HELFERICH, geb. 4. 5. 1851 — gest. 18. 12. 1946. Ordinarius in Greifswald und Kiel, wo er der Nachfolger v. ESMARCHs wurde. Besonders bekannt wurde er durch seinen überall verbreiteten vorzüglichen Atlas der Frakturen und Luxationen mithervorragenden lehrhaften Abbildungen, durch seine Arbeiten über das Längenwachstum der Röhrenknochen, die Methode der bogenförmigen Kniegelenksresektion und die Gelenkplastik durch Muskelinterposition (Kiefergelenk, Hüfte). Lange Zeit der Nestor der deutschen Chirurgen übte er noch als 90jähriger seine Praxis mit unerhörter Vitalität aus.

HERMANN KÜMMELL, geb. 22. 5. 1852 — gest. 21. 2. 1937, ein Schüler von SCHEDE, war jahrzehntelang einer unserer hervorragendsten führenden Chirurgen von vielseitigem Interesse. Mit Begeisterung griff er alle Neuerungen auf den verschiedensten Gebieten der Chirurgie auf. Er war einer der ersten und energischsten Vorkämpfer der Appendektomie bei der akuten sog. ,,Perityphlitis" und hat unter anderem die erste Intervalloperation wegen chronisch-rezidivierender Appendicitis ausgeführt. Besondere Verdienste hat er sich um die Entwicklung der Nierenchirurgie, sowohl hinsichtlich der Verfeinerung und Bewertung der diagnostischen Verfahren (Kryoskopie, retrograde Pyelographie), wie auch hinsichtlich der Indikation und operativen Behandlung der Nierentuberkulose, der

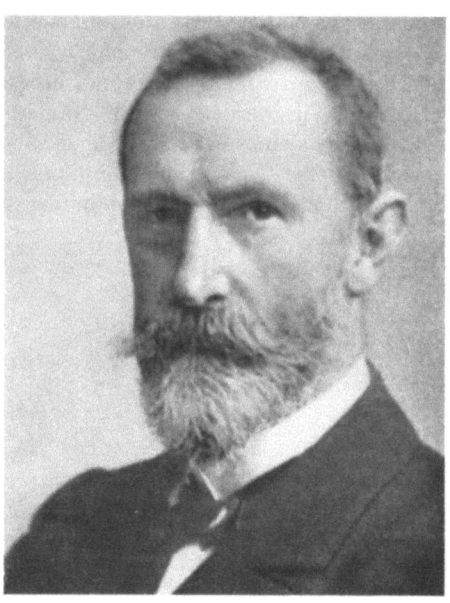

HEINRICH HELFERICH.

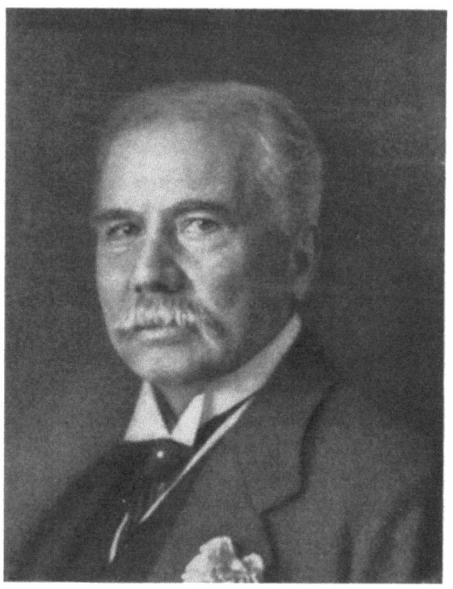

HERMANN KÜMMELL.

Steinkrankheit, der Prostatektomie erworben, und in gleicher Weise die Lungen- und Speiseröhrenchirurgie (Decortication, Kardiospasmus und Oesophaguscarcinom, Asthma bronchiale) und die Kriegschirurgie gefördert. Wir werden seinem Namen immer wieder begegnen. Er war der Typus eines liebenswürdigen, aber energischen Grandseigneurs, dem die weiße Nelke im Knopfloch nie fehlte. Trotz chronischer Heiserkeit hatte seine Stimme immer größtes Gewicht.

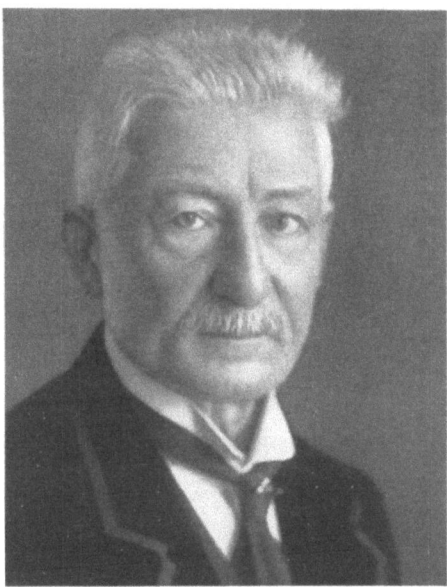

WERNER KÖRTE.

WERNER KÖRTE, geb. 21. 10. 1853 — gest. 3. 12. 1937, der Leiter des Urban-Krankenhauses in Berlin, galt seinerzeit als der führende Bauchchirurg Berlins. Er hat das Verdienst, die moderne Pankreaschirurgie durch seine klassische Monographie über die Verletzungen und Erkrankungen der Bauchspeicheldrüse und durch seine zahlreichen Arbeiten über dieses Kapitel und über die Beziehungen zwischen Pankreas- und Gallenwegserkrankungen begründet zu haben. Vorsichtig und kritisch lieferte er wichtige Beiträge zur Entwicklung der Magen-, Leber-, Darm-, Bauchfell-, Wurmfortsatzchirurgie. Hervorragendes leistete er trotz seiner vorgeschrittenen Jahre als Beratender Chirurg im 1. Weltkrieg, dessen Eindrücke und Erlebnisse er in seinem Buch „Erinnerungen aus dem Weltkrieg 1914/18" schilderte. Er war langjähriger Schriftführer der Deutschen Gesellschaft für Chirurgie, der Hüter ihrer Tradition, ohne den die jeweiligen Vorsitzenden bei der Vorbereitung und Leitung der Kongresse manche Schwierigkeiten gehabt hätten.

CARL GARRÈ, geb. 10. 12. 1857 — gest. 9. 3. 1928, Ordinarius in Rostock und Bonn, war ein hervorragender Kenner der Knochen- und Gelenktuberkulose. In seinem großen Referat auf dem Kongreß 1913 zeigte er an seinem eigenen großen Vergleichskrankengut die Erfolge der konservativen und der Resektionsbehandlung der Gelenktuberkulose mit ihren verschiedenen Ergebnissen je nach dem befallenen Gelenk auf. Früh machte er die Fixation der Lunge zur Vermeidung der akuten Pneumothoraxfolgen, beschäftigte sich mit der Chirurgie des Ureters, resezierte er den Halssympathicus bei Basedowstrumen. Ein ausgezeichneter Operateur, zeichnete er sich auch ganz besonders durch sein Lehrtalent aus. Er verstand es wie wenige, den Anfänger (auch ich durfte mich dazu zählen) wie den Vorgeschrittenen unter seinen Schülern in gleicher Weise zu fesseln. Sein ausgezeichnetes, gemeinsam mit BORCHARD verfaßtes Lehrbuch der Chirurgie, das von seinem Schüler STICH mit K. H. BAUER weitergeführt wird, befindet sich in der Hand der meisten Chirurgen.

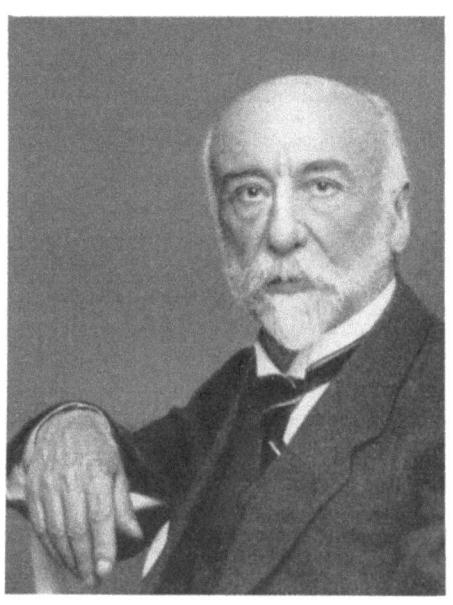

CARL GARRÈ.

ANTON Freiherr v. EISELSBERG, geb. 30. 8. 1860 — gest. 25. 10. 1939, nach GUSSENBAUER der verdienstvolle Nachfolger BILLROTHs auf dem Wiener Lehrstuhl. Neben zahlreichen kasuistischen Arbeiten mit Betonung plastischer Verfahren war sein Hauptarbeitsgebiet die Chirurgie des Magens (Ausschaltungsoperationen am Magen und am Darm, operative Behandlung des Magengeschwürs, Jejunostomie) und der Schilddrüse mit den Epithelkörperchen. Ein beredter Niederschlag dieser Arbeiten findet sich in seinem Buch

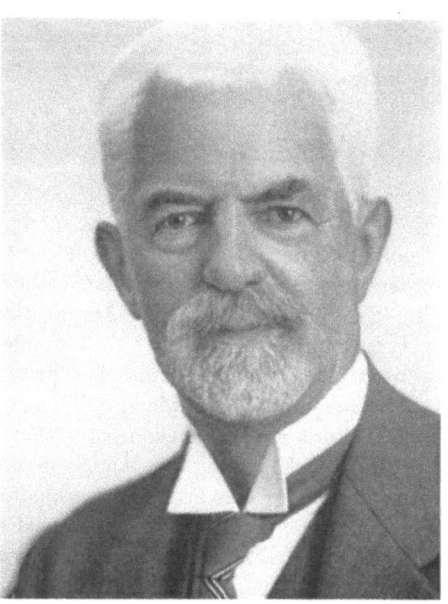

ANTON Frhr. v. EISELSBERG.

„Die Krankheiten der Schilddrüse" in der Deutschen Chirurgie (Enke). Bleibendes Interesse fanden seine Versuche der Verpflanzung von Schilddrüsenstücken und Epithelkörperchen zur Bekämpfung des postoperativen Myxödems und der Tetania parathyreopriva. Eine besondere Pflege fand auch noch die Gehirn- und Rückenmarkschirurgie an ihm und seiner Schule (Hypophyse, Hirn- und Rückenmarkstumoren) — (RANZI und SCHÖNBAUER). v. EISELSBERG war eine außergewöhnlich liebenswürdige Persönlichkeit mit dem ganzen Charme des Österreichers. Aus seiner Schule sind besonders viele ausgezeichnete Chirurgen hervorgegangen.

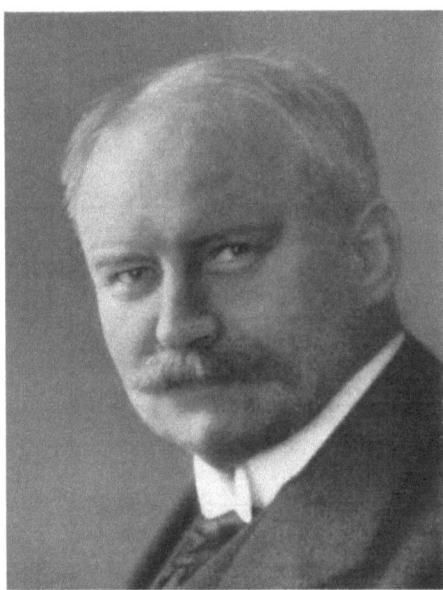

AUGUST BIER.

Über AUGUST BIER, geb. 24. 11. 1861 — gest. 25. 3. 1949, einen Schüler von ESMARCH, Ordinarius in Greifswald, Bonn, Berlin, braucht nicht viel gesagt zu werden, da seine überragende Bedeutung allen bekannt ist. Er war einer der interessantesten Köpfe unserer Epoche, der geistvolle Neuerer auf dem Boden hippokratischer Überlieferung, die er gern ins Feld führte, wie er auch ein Verfechter des teleologischen Denkens in der Medizin war. Voll von originellen Ideen und Anregungen schenkte er uns die Lumbalanaesthesie, die osteoplastische Methode zur Erzeugung tragfähiger Amputationsstümpfe, und rief mit seiner „Hyperämie als Heilmittel", besonders der Stauungshyperämie bei akuten Entzündungen und bei der Tuberkulose, größtes Aufsehen, aber auch manchen Widerspruch hervor. Immer wieder versuchte er, das Tierblut zu Transfusionen nutzbar zu machen; er förderte die konservative Behandlung der Knochen- und Gelenktuberkulose, für die er in Hohenlychen eine große Musteranstalt im Flachland schuf, er empfahl die einreihige Darmnaht. Vorurteilsfrei benutzte er brauchbare Verfahren aus der Homöopathie und Naturheilkunde. Die Biologie war seine große Liebe, die ihm auch bei seinen Aufforstungs- und Züchtungsversuchen auf seinem märkischen Gut Sauen zu weltbekannten Erfolgen führte. Mit Begeisterung trat er für die Ertüchtigung der Jugend ein und wurde erster Rektor der Hochschule für Leibesübungen. Er war eine ritterliche Erscheinung von vornehmem Charakter, dem auch seine wissenschaftlichen Gegner größte Hochachtung entgegenbrachten.

HEINRICH BRAUN, geb. 1.1.1862 — gest. 26.4.1943, Leiter des Staatl. Krankenstiftes Zwickau, der Schöpfer der Leitungsanaesthesie, dessen Werk über die örtliche Betäubung die Grundlage für den weiteren Ausbau der hierher gehörenden Methoden bildete. Er empfahl die prophylaktische Unterbindung der V. ileocolica, die offene Wundbehandlung. Die BRAUNsche Schiene ist ein überall benutztes Requisit bei der Frakturbehandlung. Seine Bescheidenheit und Gradheit gewann ihm allgemeine Sympathie.

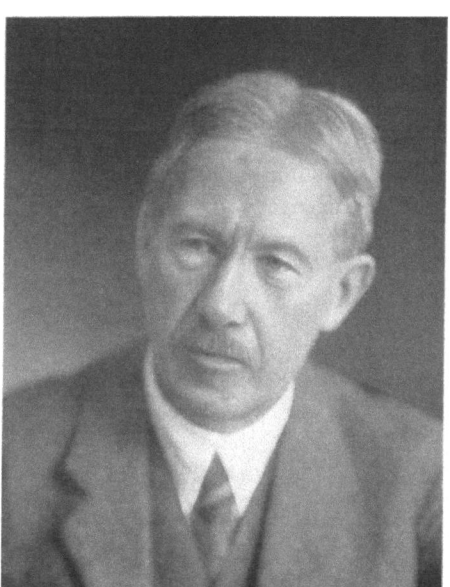

HEINRICH BRAUN.

EUGEN ENDERLEN, geb. 21.1.1863 — gest. 7.6.1940, in Würzburg und Heidelberg war ein glänzender, begeisterter Operateur, der noch bis in sein Alter neben seiner enormen praktischen Tätigkeit die experimentelle Chirurgie pflegte und grundlegende Untersuchungen über Organtransplantationen mittels Gefäßnaht, über Fragen des Magengeschwürs, des Gallenwegleidens, der innersekretorischen Organfunk-

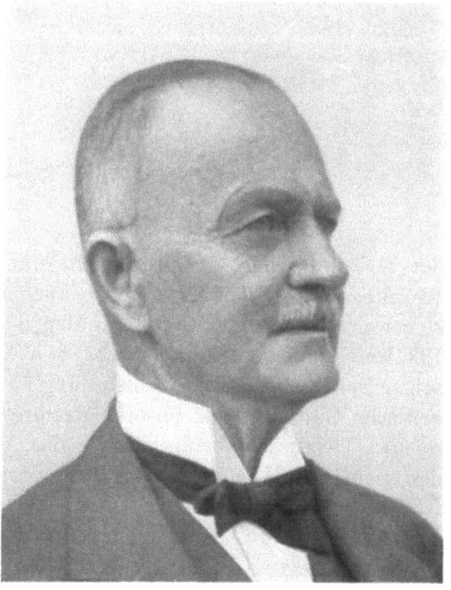

EUGEN ENDERLEN.

tionen u. a. machte. Er redete nicht viel, konnte aber mit wenigen treffenden Worten alles sagen und ist allen Kongreßbesuchern durch seinen trockenen Humor und viele witzige Diskussionsbemerkungen in bleibender Erinnerung.

Es wären nun noch viele wissenschaftlich und praktisch hervorragende, um unser Fach verdiente Kollegen zu nennen, so vor allem GRASER (Erlangen), HOCHENEGG (Wien), KEHR (Halberstadt), KRASKE (Freiburg), W. MÜLLER (Rostock), POPPERT (Gießen), RIEDEL (Jena), SPRENGEL (Braunschweig), WENDEL (Magdeburg), WILMS (Heidelberg) u. a. Doch muß ich mich auf das Notwendigste beschränken.

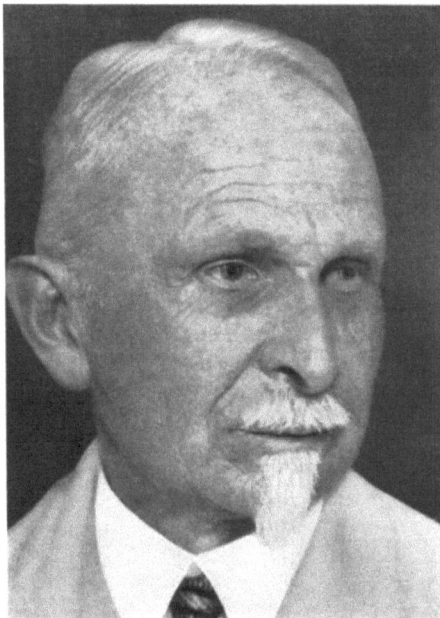

FRITZ KÖNIG.

Aus der neueren Zeit, die Sie größtenteils miterlebt haben, seien als führende Chirurgen noch kurz genannt: FRITZ KÖNIG, geb. 20. 5. 1866 — gest. 16. 8. 1952, Ihr Ehrenmitglied, aus der Schule ERNST V. BERGMANNS hervorgegangen, führend in der Knochen- und Gelenkchirurgie, besonders bei der operativen Behandlung bestimmter, subcutaner und offener Frakturen, der rastlose Förderer der Krebsfrage, der in zahlreichen Arbeiten nicht nur Einblick in das Wesen dieser Krankheit zu gewinnen, sondern auch ihre Bekämpfungsmöglichkeiten zu erweitern suchte. Seine „Grundlagen des ärztlichen Handelns" (Enke, 1934) und der Aufsatz „Etwas von Leib und Seele des Chirurgen" zeigen seine idealistische Einstellung zu unserem Beruf. Er war oft das kritische Gewissen auf unseren Kongressen und wußte in seinen zahlreichen Diskussionsbemerkungen das Wesentliche hervorzuheben und den richtigen Weg zu weisen, ein vornehmer Charakter von seltener Korrektheit und Treue.

ERICH LEXER, geb. 22. 5. 1867 — gest. 4. 12. 1937, auch ein Schüler ERNST V. BERGMANNS, Ordinarius in Königsberg, Jena, Freiburg und München, dessen urwüchsige, überragende Persönlichkeit uns allen noch vor Augen steht. Er war der geniale Schöpfer der modernen plastischen und Wiederherstellungschirurgie, prädestiniert hierzu durch seine hohe künstlerische Begabung als Bildhauer und Maler. Seine Forschungen über die Knochengefäße und ihre Bedeutung für die akute eitrige Osteomyelitis erregten seinerzeit Aufsehen, sie führten weiter zu den Arbeiten und Referaten über die pyogenen Infektionen. Fragen der Knochenregeneration und der Rolle des Periostes hierbei, der Gefäßtransplantation und operativen Behandlung der Aneurysmen fanden immer wieder Bearbeitung durch ihn neben vielen anderen Problemen der praktischen Chirurgie. Er war bei klassisch schöner Operationstechnik ein echt wissenschaftlicher Forscher. Das zeigt das von ihm verfaßte beste Lehrbuch der allgemeinen Chirurgie, das ich kenne.

GEORG PERTHES, geb. 17. 1. 1869 — gest. 3. 1. 1927, Schüler TRENDELENBURGS, der Nachfolger von P. VON BRUNS als Ordinarius in Tübingen, wurde besonders bekannt durch seine Arbeiten über die nach ihm benannte Arthrosis deformans juvenilis am Hüftgelenk (PERTHES—CALVÉ—LEGG), die Sehnenplastik bei Radialislähmung, die

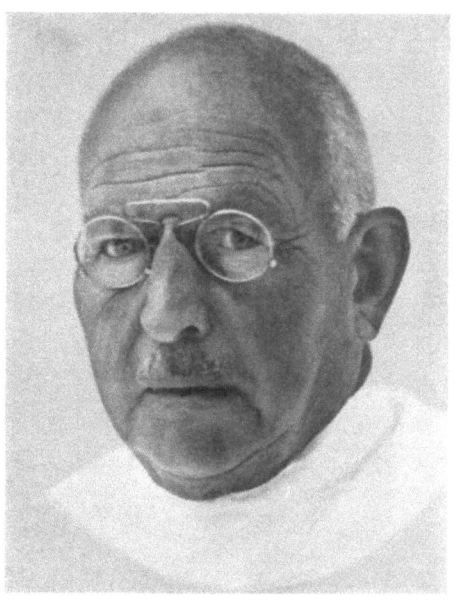

ERICH LEXER.

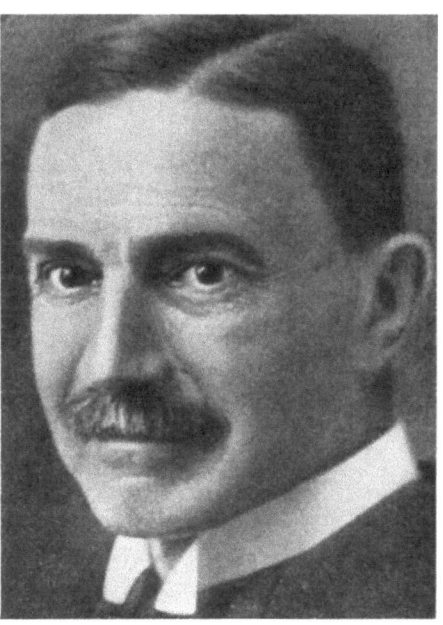

GEORG PERTHES.

2*

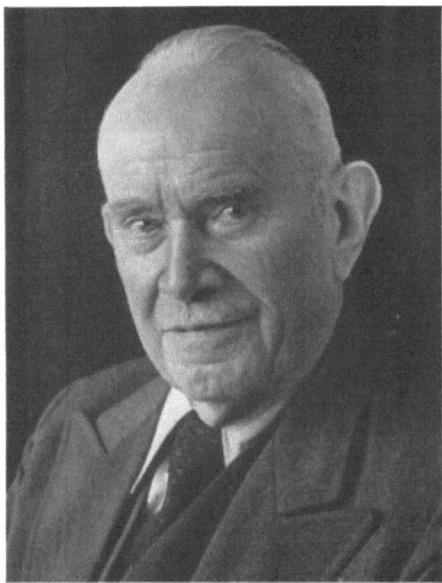

WILLY ANSCHÜTZ.

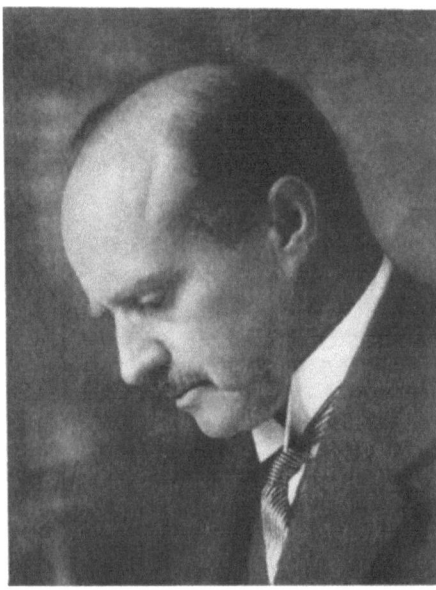

HERMANN KÜTTNER.

Operation schwerer Plattfüße, die Heberdrainage beim Empyem. Er war ein stiller, unermüdlicher Arbeiter von absoluter Zuverlässigkeit.

WILLY ANSCHÜTZ, geb. 24. 9. 1870 — gest. 15. 8. 1954, 31 Jahre Ordinarius in Kiel, war Schüler von v. MIKULICZ und GARRÈ. Er hat sich unter anderem besondere Verdienste um die Erforschung und Heilungsaussichten des Magenkrebses, um die Einführung der bewußt unvollständigen Resektion hierbei, ferner um die kombinierte operativ-radiologische Behandlung des Mammacarcinoms, Fragen der Osteodystrophia fibrosa, der Narkose, der Deckung großer Zwerchfellresektionsdefekte erworben. Seine liebenswürdige, anspruchslose Art gewann ihm überall die Herzen.

HERMANN KÜTTNER, geb. 10. 10. 1870 — gest. 10. 10. 1932, ein Schüler von V. VON BRUNS, Ordinarius in Marburg und Breslau, trat zunächst durch seine Kriegsberichte vom griechisch-türkischen, südafrikanischen und chinesischen Kriegsschauplatz, später aus dem 1. Weltkrieg hervor. Die Gefäßchirurgie und die Behandlung der Aneurysmen, besonders der A. vertebralis, der Rectumcarcinome, die

Blutstillung mittels frei transplantierter Muskelstückchen, die Transplantation von Leichen- und Affenknochen u. v. a. fanden in seinen zahlreichen wissenschaftlichen Publikationen und mit glänzender Rhetorik vorgetragenen Referaten ihre Bearbeitung.

ERWIN PAYR, geb. 17. 2. 1871 — gest. 6. 4. 1946, ein Schüler von ALBERT und NICOLADONI, mit 36 Jahren Ordinarius in Greifswald, dann in Königsberg und Leipzig, ein vielseitiger, origineller Forscher von Format. Seine besondere Liebe gehörte der Hirnchirurgie (Arbeiten über druckentlastende Eingriffe, Falcitomie, Ventrikelprothesen, über Meningitis serosa, Behandlung frischer Schädelschüsse, Geschoßextraktion mittels Riesenelektromagnet usw.) und der Chirurgie der Gelenke, der Arthroplastik und sonstiger Mobilisierungsverfahren bei Gelenkversteifungen. Allgemein angewendet wird sein S-Schnitt zur breiten Eröffnung des Kniegelenks. Zahlreiche Arbeiten betreffen die Bauchchirurgie (Operative Behandlung des Magengeschwürs, der Adhäsionsbildungen, der „Doppelflintenbildung" an der Flexura lienalis, Drosse-

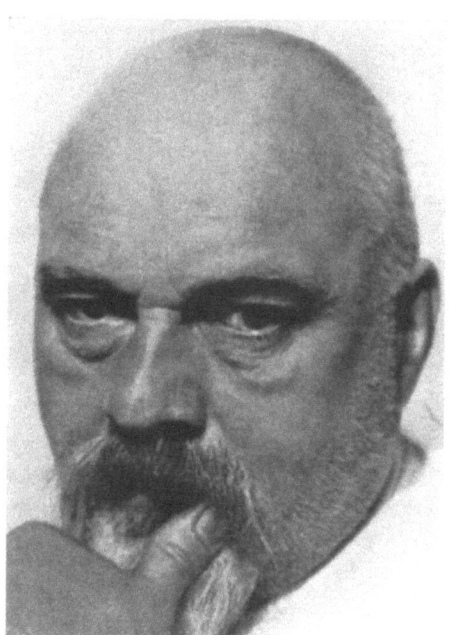

ERWIN PAYR.

lung der Milzarterie), die Chirurgie der Schilddrüse (der — allerdings vorübergehende — verblüffende Erfolg einer Schilddrüsenverpflanzung in die Milz eines kretinistischen Kindes erregte seinerzeit größtes Aufsehen), die Konstitutionspathologie u. a. Neben der Vielseitigkeit seiner Interessen verdient sein großes Darstellungstalent hervorgehoben zu werden.

VICTOR SCHMIEDEN, geb. 19. 1. 1874 — gest. 11. 10. 1945, Schüler von ERNST V. BERGMANN, SCHEDE und BIER, Ordinarius in Halle und Frankfurt a. M., war einer der führenden Bauchchirurgen der neueren Zeit. Das Magengeschwür, die abdominosacrale Methode der Mastdarmausrottung, die präcancerösen Erkrankungen des Darmes, das Coecum mobile als Krankheitsursache, die Colitis ulcerosa u. a. sind von ihm bearbeitet worden. Er trat mit als erster für die Frühoperation der

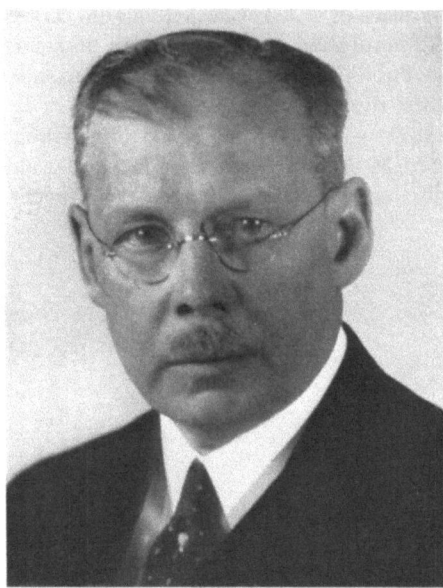

VICTOR SCHMIEDEN.

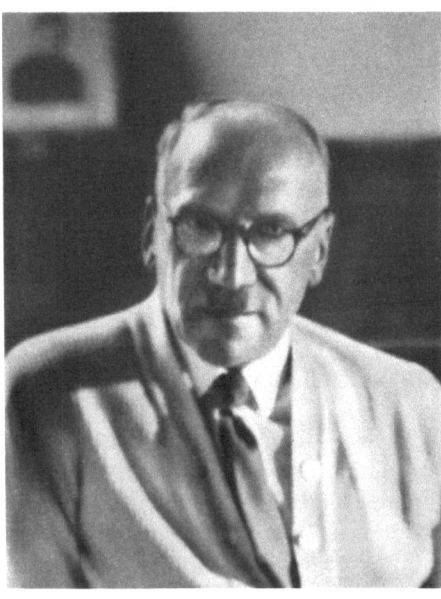

FERDINAND SAUERBRUCH.

Bauchschüsse im Felde ein. Unvergessen sind seine mit didaktischer Vollkommenheit ausgestatteten Referate auf unseren Kongressen über die Chirurgie des Rückenmarks, des Pankreas und des Dickdarms. Der Herzbeutelresektion beim Panzerherzen verschaffte er dank seiner sehr guten Erfolge allgemeine Verbreitung. In der operativen Technik war er ein Meister. Sein Lehrbuch ,,Der chirurgische Operationskurs" fand sich in aller Chirurgen Hände.

Es folgt FERDINAND SAUERBRUCH, geb. 3. 7. 1875 — gest. 2. 7. 1951, dessen vitale, originelle Persönlichkeit Ihnen allen noch so lebendig ist, daß sich eine ausführliche Wertung derselben in Ihrem Kreise erübrigt. Eine eingehende Schilderung seiner unzähligen Arbeiten und Demonstrationen aus den verschiedensten Gebieten der Chirurgie (Hirn-, Brust-, Bauch- und Extremitätenchirurgie), die oft in fesselnden, temperamentvoll vorgetragenen Demonstrationen und Referaten ihren Niederschlag fanden, würde weit über den Rahmen dieser kurzen Bemerkungen hinausgehen. Sein bewußtes Streben, die ganze Chirurgie zusammenzuhalten, sei besonders hervorgehoben. Er war der unumstrittene eigentliche Schöpfer der Chirurgie der Brustorgane, auf dessen Schultern sich die modernen Fortschritte auf diesem Gebiet aufbauen. Die originelle Umkipp-Plastik am Bein ist seine Idee, die Ausarbeitung des willkürlich bewegbaren Amputationsstumpfes ersetzte vielen Amputierten weitgehendst die verlorene Hand. Seine einzigartige führende Rolle unter den Chirurgen der ganzen Welt während seiner Lebenszeit war unumstritten. Für seine Ideale ging er durchs Feuer, und für seine Kranken und Freunde trat er mit dem Einsatz seiner ganzen Persönlichkeit, ja mit dem Einsatz seines Lebens ein.

OTTO NORDMANN, geb. 14.9.1876 — gest. 26.5.1946, Leiter der chirurgischen Abteilung des Schöneberger, des Martin-Luther-Krankenhauses in Berlin und des Krankenhauses Holzminden, bearbeitete neben Fragen der Thymusdrüse, der Kriegschirurgie, der Osteomyelitis, Hämorrhoiden, der Narkose als Schüler von KÖRTE vor allem Probleme der Bauchchirurgie, wie seine vorzüglichen Referate über die Peritonitis, und über die Chirurgie des Dickdarms zeigten.

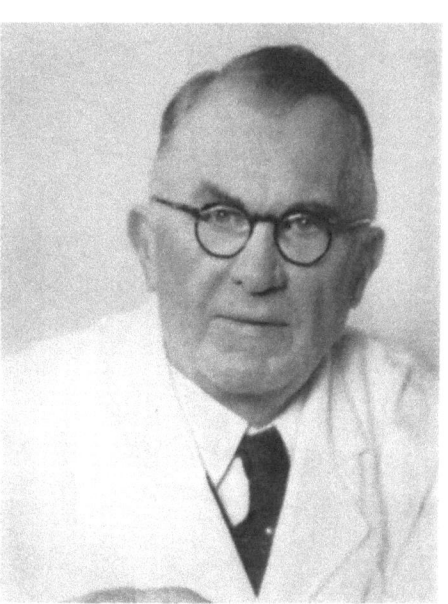

OTTO NORDMANN.

Ein besonderes Verdienst erwarb er sich durch die Einführung der konservativen Behandlung der Pankreasnekrose, wodurch er deren Sterblichkeit erheblich verminderte. Als Mitherausgeber des „Chirurg" und des Handbuches „Die Chirurgie" gemeinsam mit seinem Freund M. KIRSCHNER förderte er bewußt besonders die praktisch wichtigen Belange der Chirurgie. Seine aufrechte Persönlichkeit schuf ihm eine besonders geachtete Stellung.

MARTIN KIRSCHNER, geb. 28. 10. 1879 — gest. 31. 8. 1942, der Meister des technischen Ausbaues der operativen Tätigkeit, der Schöpfer der Fascientransplantation und der Elektrokoagulation des Ganglion Gasseri, der damit weit über Tausend Neuralgiker schlagartig von ihren Qualen befreite. Ihm gelang die erste erfolgreiche Embolektomie aus der A. pulmonalis, er machte die erste einzeitige Lobektomie. Er vervollkommnete die KLAPPsche Drahtextension für die Praxis, erfand die gürtelförmige Spinalanaesthesie und die Hochdruckanaesthesie und hat der Welt seine einzig dastehende Operationslehre hinterlassen. Der Neubau der Tübinger und Heidelberger Chirurgischen Klinik ist unter anderem ein Denkmal seines außergewöhnlichen Organisationstalentes und seiner unermüdlichen Schaffenskraft. Unter einer manchmal etwas rauhen Schale verbarg sich ein warmempfindendes Herz. Als treuer zuverlässiger Freund, trat er im Leben und in der Wissenschaft unerbittlich für die Wahrheit ein.

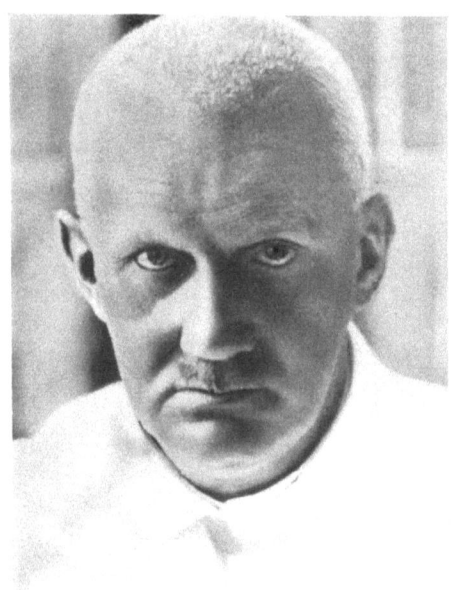

MARTIN KIRSCHNER.

Wir gedenken unserer Meister in Ehrfurcht und Dankbarkeit, gedenken aber dankbar auch der schöpferischen Leistungen aller derer, die ich nicht im Bild zeigen und nennen konnte. Wenn ich mich mit diesen Namen im wesentlichen auf die deutschen Chirurgen beschränkt habe, so mag das mit der Kürze der mir zur Verfügung stehenden Zeit entschuldigt werden. Wir alle wissen, welchen Dank wir unseren ausländischen Freunden, vor allem aus der Schweiz, aus den Skandinavischen Ländern, aus Holland u. a. schulden, die treu an unseren Tagungen und Arbeiten teilgenommen haben. Ich nenne nur BIRCHER, RUPPANNER, HENSCHEN, BRUNNER, SAEGESSER aus der Schweiz, EINAR KEY, GUSTAV PETRÉN, NYSTROEM aus Schweden, ROVSING aus Dänemark, ALI KROGIUS aus Norwegen, SHOEMAKER aus Holland, aus älterer Zeit HALSTED, Baltimore. Wir wissen aber auch, was die Chirurgie der Zusammenarbeit mit der ganzen übrigen Welt verdankt, und welchen Impuls sie besonders im letzten Jahrzehnt von anglo-amerikanischer Seite erhalten hat. Es hieße hierbei Eulen nach Athen tragen, wenn ich in Ihrem Kreise betonen wollte, welch regen Anteil die Bayerische Chirurgenvereinigung seit ihrer Gründung an den Leistungen der gesamten Chirurgie genommen hat. Schon die Namen ihrer Mitglieder LEXER, SAUERBRUCH, FRITZ KÖNIG, ENDERLEN, KRECKE, MADLENER, SCHINDLER, FREY, GOETZE legen Zeugnis dafür ab.

Wenn man sich nun fragt, worin die wesentlichen Fortschritte bestehen, die die Chirurgie in den letzten 50 Jahren gemacht het, so ließe sich das mit dem einfachen Hinweis beantworten, daß es kaum ein Gebiet der Chirurgie gibt, auf dem nicht erhebliche, zum Teil großartige Fortschritte zu verzeichnen wären, und es könnte so scheinen, als ob wir gerade in der letzten Zeit einen Höhepunkt erklommen haben, der gar nicht mehr überschritten werden kann. Solche Zeiten hat es in der Chirurgie aber auch schon früher oft gegeben, wie das NISSEN in seiner schönen Antrittsrede in Basel ausgeführt hat. Auf dem Chirurgenkongreß 1901 sagte z. B. KÜSTER in seinem Referat über die Nierenchirurgie des 19. Jahrhunderts, man habe den Eindruck, daß „die Hauptarbeit getan sei und für unsere Nachfolger nur noch eine kärgliche Nachlese bleibe". Ich glaube nicht, daß die Herren Urologen von heute damit einverstanden sind.

Wenn ich es mir nun natürlich auch versagen muß, die Entwicklung der verschiedenen Kapitel der Chirurgie gesondert durchzusprechen, so verlohnt es sich doch vielleicht, wenigstens einige, besonders wichtige Gebiete herauszugreifen, da ihr Aufstieg keineswegs durchweg in gleichem Schritt erfolgt ist. Ich habe versucht, das der besseren Übersicht halber in Kurven darzustellen, wobei die Abszisse das Jahr der Einführung der einzelnen Neuerungen, die Anstiege der Kurven auf den Ordinaten je nach ihrer Höhe die Bedeutung der betreffenden Neuerung für die Weiterentwicklung anzeigen. Es ist selbstverständlich, daß viele Neuerungen sich allmählich im Lauf der Zeit durchsetzten, somit von dem Zeitpunkt ihrer Bekanntgabe an bis zur Erreichung ihrer allgemeinen Anwendung eine gewisse Anlaufzeit brauchten. Das Publikationsjahr hat daher nur relative Bedeutung. Ich bitte Sie auch ausdrücklich, diesen Versuch nicht etwa als einen absoluten Maßstab anzusehen, sondern nur als subjektive Wiedergabe des Entwicklungsganges, wie er sich mir persönlich darstellt. Ich kann mir gut denken, daß mancher von Ihnen, je nach seinem eigenen Standpunkt, die Dinge anders beurteilt.

Ich beginne mit der *allgemeinen Chirurgie*, die nach dem Übergang von der Antisepsis zur Asepsis und nach der Einführung der Äther- und Chloroformnarkose um 1900 bereits einen recht hohen Stand erreicht hatte (Abb. 1). Die Entwicklung der Röntgendiagnostik (1905 führte RIEDER den Wismutbrei als Kontrastmittel ein) und der Röntgen- und Radiumtherapie, die Einführung der Gefäßnaht nach CARREL-STICH, der Aufschwung der plastischen und Wiederherstellungschirurgie sowie der Transplantationen in den Händen von ERICH LEXER und seinen Schülern, die zunehmend funktionelle Betrachtungsweise in der Chirurgie, die von LUCAS-CHAMPIONIÈRE in die Frakturbehandlung, von KÜMMELL (1908) mit seinem Vorschlag des Frühaufstehens in die

Nachbehandlung nach Operationen eingeführt wurde und die in der Folgezeit ganz besonders von EDUARD REHN und seinen Schülern, von v. SEEMEN u. a. ausgebaut wurde, und heute einen integrierenden Bestandteil jeder chirurgischen Tätigkeit darstellt, sind wichtigste Marksteine am Wege der Fortentwicklung der allgemeinen Chirurgie. Weiter ist zu nennen die Entdeckung der Blutgruppen durch LANDSTEINER, die die seit alten Zeiten immer wieder versuchte und wegen ihrer schädigenden Folgen wieder aufgegebene Bluttransfusion endlich

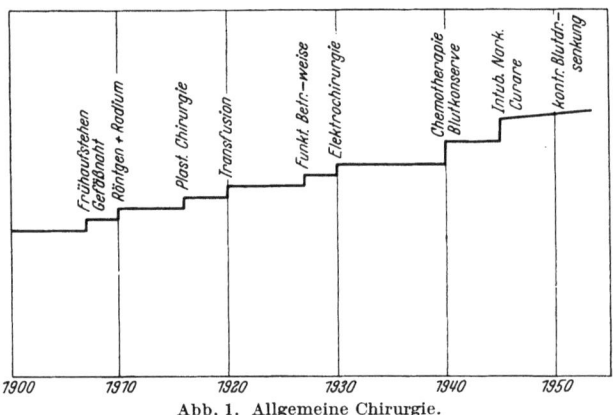

Abb. 1. Allgemeine Chirurgie.

einer sicheren Verwendungsmöglichkeit zuführte, die mit den Namen von OEHLECKER, BÜRKLE DE LA CAMP u. a. verknüpft ist, und durch Herstellung der Blutkonserve in den letzten 10—15 Jahren eine wesentlich verbreiterte Anwendungsmöglichkeit gefunden hat. Hierzu kommen neuerdings als hervorragend wichtige Etappen die Erfolge der Chemotherapie durch die von DOMAGK und seinen Mitarbeitern entwickelten Sulfonamide und der Antibiotica, die nach der Entdeckung des Penicillins durch FLEMING (1928) und durch ähnlich wirkende Mittel mit zunehmendem Wirkungsradius gegenüber den verschiedenen Bakterienarten ergänzt und vervollkommnet wurden. Wie stets beim Auftauchen neuer Heilmethoden und Heilmittel und in Unkenntnis mancher Nachteile und Gefahren, besonders bei ungeeigneter Anwendung, überschritt die anfängliche Begeisterung die Grenzen des Nützlichen. Es darf aber heute nicht mehr bezweifelt werden, daß durch diese Mittel ein fühlbarer Umschwung in der allgemeinen Medizin und vor allem in der chirurgischen Wundbehandlung herbeigeführt worden ist. Vielleicht werden manche Gebiete unserer Tätigkeit dadurch noch weitgehend umgewandelt.

Ausdrücklich sei aber betont, daß auch nach Einführung der antibiotischen Mittel *die Voraussetzung für einen Erfolg nach wie vor die einwandfreie chirurgisch-operative Wundversorgung ist und bleibt.*

Einen weiteren außerordentlichen Beitrag hat die Vervollkommnung der Betäubungsverfahren in Form der Intubationsnarkose, die übrigens auf den Vorschlag von KUHN und KILLIAN aus den Jahren 1904 und 1909 zurückgeht, die Einführung der Muskelrelaxantien, vor allem des Curare, das schon 1912 von LAEWEN erforscht wurde, und der poten-

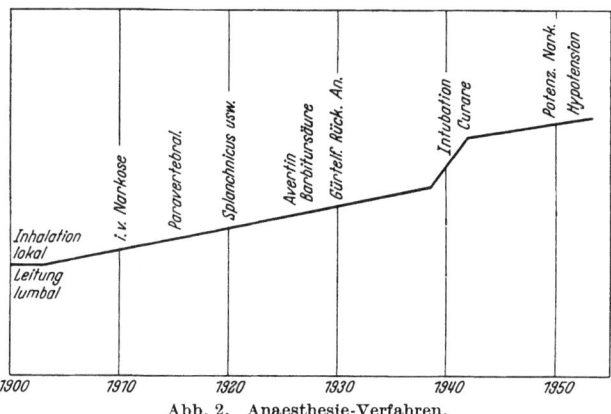

Abb. 2. Anaesthesie-Verfahren.

zierten Narkose unter Zuhilfenahme der Ganglienblocker, ferner der kontrollierten Blutdrucksenkung geleistet.

Die auf die *Betäubungsverfahren* sich beziehende Kurve (Abb. 2) nimmt einen etwas anderen Verlauf. Die großartigen Fortschritte, die auf diesem Gebiet in den letzten Jahren gemacht sind und die unzweifelhaft außerordentlich sind, können leicht dazu verleiten anzunehmen, daß eigentlich erst jetzt die Ära der Betäubungsverfahren richtig angebrochen ist, und das Vorhergehende doch nur ein kümmerlicher Notbehelf war. Das wäre aber durchaus unzutreffend. Im Jahre 1900 war die Inhalationsnarkose mit Äther, Chloroform und Lachgas bereits voll ausgebildet, die Lokal- und die Lumbalanaesthesie durch SCHLEICH (1892) und BIER (1899) bekannt gemacht. In den folgenden 30 bis 40 Jahren kommen immer neue Verfahren hinzu, die intravenöse, die rectale Narkose mit den verschiedensten schmerzbetäubenden Mitteln, die Einführung und Vervollkommnung der Leitungsanaesthesie durch HALSTED, BRAUN, OBERST, HAERTEL, der Plexusanaesthesie (KULENKAMPFF) 1911, der Paravertebral-, Sacral-, Epiduralanaesthesie und Splanchnicusanaesthesie (KAPPIS, LAEWEN, WIEDHOPF, FINSTERER,

DOGLIOTTI). KIRSCHNER erfand die Hochdruckanaesthesie und vervollkommnete die Spinalanaesthesie (1931). So ergibt sich eine über lange Jahre sich erstreckende Fortentwicklung der Betäubungsverfahren schon vor dem modernen Aufstieg, was nicht übersehen werden darf. Im übrigen gibt es noch genug Eingriffe in der Chirurgie, die auch weiterhin mit einem der sonstigen Schmerzbetäubungsverfahren, wenn auch unter Mitbenutzung der Muskelrelaxantien, der kontrollierten Blutdrucksenkung usw., ausgeführt werden, und die wenigsten Chirurgen werden sich einseitig nur *eines* Anaesthesierungsverfahrens bedienen. LERICHE spricht in seiner *„Philosophie der Chirurgie"* die Vermutung aus, daß man in Zukunft vielleicht auf die vortreffliche Lokalanaesthesie mehr zurückkommen wird, ,,deren wenige Unannehmlichkeiten von vielen Vorteilen aufgewogen werden, besonders indem sie der postoperativen Krankheit maximal vorbeugt". Zwei Schwierigkeiten hat der gewaltige Ausbau der Schmerzbetäubungsverfahren mit sich gebracht: Das ist die Kompliziertheit derselben und die hierdurch bedingte Notwendigkeit, besondere Narkosespezialisten zur Verfügung zu haben, um alle Möglichkeiten auszunutzen. Ein weiterer Nachteil besteht in der starken Verteuerung unserer Eingriffe, die schon durch Anwendung der Antibiotica sehr verteuert sind.

Die nächste Kurve (Abb. 3) bezieht sich auf die Entwicklung der *Frakturenlehre* in den letzten 50 Jahren. Die Erfolge unserer Vorgänger auf diesem Gebiet waren bekanntlich schon sehr beachtlich, trotzdem ihnen die Kontrolle durch das Röntgenverfahren und die verbesserten Heilbedingungen durch Ausnutzung der modernen Chemotherapie nicht zur Verfügung standen. Einen grundsätzlichen Fortschritt brachte hier die Einführung der operativen Bruchbehandlung auch bei subcutanen Frakturen, in übertriebenem Maße durch LANE angewandt, durch FRITZ KÖNIG mit sorgfältiger Indikationsstellung 1904 begründet. Sie hat sich im Lauf der Jahre nicht nur Bürgerrecht erworben, sondern einen immer weiteren Anwendungskreis gesichert. Schon im folgenden Jahre folgte die Einführung des am Knochen selbst angreifenden Extensionsnagels durch CODIVILLA und STEINMANN, der später durch den Draht von KLAPP und die heute in der ganzen Welt angewandte Extensionsmethode von KIRSCHNER verbessert wurde. Die Einführung der Schenkelhalsnagelung durch SMITH-PETERSEN und SVEN JOHANNSEN brachte einen weiteren bedeutenden Fortschritt in der Frakturbehandlung. Ihr Prinzip wurde auf die Nagelung der übrigen Extremitätenfrakturen durch KÜNTSCHER 1940 ausgedehnt. Nach anfänglichem Überschwang stellt sie bei Einengung auf bestimmte Frakturformen (Oberschenkel- und mehrfache Brüche des Knochens) eine wertvolle Vervollkommnung unseres Rüstzeugs dar. Die Erkenntnis, daß eine absolute Ruhigstellung bis zum Festwerden der Fraktur und aktive

Bewegungsübungen an Stelle der früher üblichen passiven Apparateübungen notwendig sind, auch die Chiropraxis in sachverständiger Hand, hat weiter wesentlich zur Besserung unserer Resultate geführt. Auch die Herstellung willkürlich bewegbarer Amputationsstümpfe (VANGHETTI, SAUERBRUCH, KRUKENBERG) und die Verbesserung der Amputationsprothesen soll hier nicht unerwähnt bleiben. Die vielen Knochenschußbrüche des 1. Weltkrieges riefen schon damals das Interesse an der operativen Behandlung der Pseudarthrosen wach (LEXER, BIER, BRUN, GULEKE, KIRSCHNER, BECK, SVANTE ORELL, LEVANDER), die ihre letzte Vervollkommnung durch das Vorgehen von PHE-

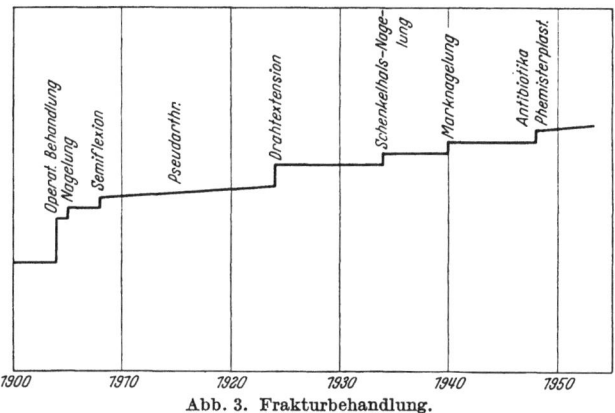

Abb. 3. Frakturbehandlung.

MISTER erfahren hat. Dadurch können praktisch so gut wie alle Pseudarthrosen, abgesehen von den ungünstigen angeborenen, auf einfache Weise zur Heilung gebracht werden.

Die Massenerfahrungen aus 2 Weltkriegen mit ihren Millionen Knochenverletzter, die unerhörte Zunahme der Verkehrsunfälle, auf die K. H. BAUER so eindrucksvoll auf dem diesjährigen Chirurgenkongreß hingewiesen hat, und der gegenüber die Arbeitsunfälle in den Betrieben dank den verdienstvollen vorbeugenden Maßnahmen der Berufsgenossenschaften erfolgreich niedrig gehalten werden, die notwendig gewordene Entwicklung der Behandlungsverfahren, um deren Typisierung sich BÖHLER, MAGNUS, BÜRKLE DE LA CAMP u. a. zweifellose Verdienste erworben haben, haben dazu geführt, die hierher gehörigen Fragen unter dem Begriff der *Unfallchirurgie* zusammenzufassen. Das hat durchaus seine Berechtigung. Nicht berechtigt ist dagegen die Heranbildung reiner „Unfallchirurgen" und die Schaffung von sog. Unfallkrankenhäusern. Denn die Unfallchirurgie ist, wie K. H. BAUER wiederholt mit durchschlagender Beweisführung gezeigt hat, eine so komplexe, die Verletzungen *aller* Teile des Körpers umfassende Wissenschaft, daß sie nur von einem Vollchirurgen gemeistert werden kann. Daher gehören die Unfallverletzten nach unserer Auffassung in die chirurgischen Kliniken, wo ihnen allerdings unsere besondere Aufmerksamkeit und die beste, sachgemäße Behandlung zuteil werden muß.

Einen weniger günstigen Verlauf nimmt leider die Kurve der *Carcinombehandlung* (Abb. 4). Einen Fortschritt brachte hier zweifellos die Eingliederung der Röntgen- und Radiumbestrahlung in den Heilplan, der auch heute noch trotz der Erkenntnis von der Bedeutung der allgemeinen Krebsdisposition und -abwehr immer noch von der möglichst früh-

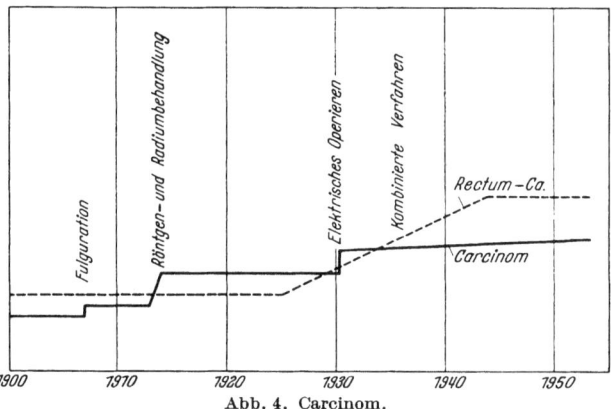

Abb. 4. Carcinom.

zeitigen und radikalen operativen Ausrottung der bösartigen Geschwulstteile beherrscht wird. Hierbei brachte die Einführung des elektrischen Operierens, um das sich unser Herr Vorsitzender besonders verdient gemacht hat, einen Fortschritt. Auch das operative Vorgehen bei den verschiedenen Carcinomerkrankungen — beachten Sie z. B. die Entwicklung der Operation des Rectumcarcinoms, die unsere Heilerfolge in neuerer Zeit immerhin auf das Doppelte ansteigen ließ (etwa 50% 5jährige Heilungen bei den Operablen: GULEKE — 47%, MILES — 70%, HOLLENBACH — 54%) — hat sich zweifellos verbessert. Auch die Vorstellung von der Entstehung des Carcinoms durch das Zusammenwirken mancher uns bekannt gewordenen Krebsnoxen (Syncarcinogenese — K. H. BAUER) hat sich wesentlich geklärt. Trotzdem ist auf diesem Gebiet ein solcher Aufstieg, wie bei den anderen Zweigen der Chirurgie, uns leider versagt geblieben.

Ich darf nun noch in aller Kürze einige Beispiele aus speziellen Gebieten der Chirurgie anführen. Zunächst die *Hirnchirurgie* (Abb. 5). Zu Beginn unseres Jahrhunderts war sie, abgesehen von der Behandlung der Hirnverletzungen, nach bekanntem Wort eine „Chirurgie der Zentralregionen". Die unumstrittenen Führer auf diesem Gebiet waren HORSLEY, ERNST V. BERGMANN und FEDOR KRAUSE. Nach Aufklappung des Schädels mit Hammer und Meißel wurde ein an der Hirnoberfläche sich findender Tumor mit dem gebogenen Finger in Sekundenschnelle herausgeschleudert und die vollblutende Wundhöhle im Gehirn fest tamponiert. Ob der Kranke sofort oder erst in den folgenden Tagen dem Eingriff erlag, stand in Gottes Hand. Das wurde mit einem Schlag anders, als HARVEY CUSHING auf dem Plan erschien und nicht nur das langsame, das Hirngewebe schonende und blutsparende Operieren einführte, sondern gleichzeitig als voll ausgebildeter Chirurg und Neurologe in *einer* Person

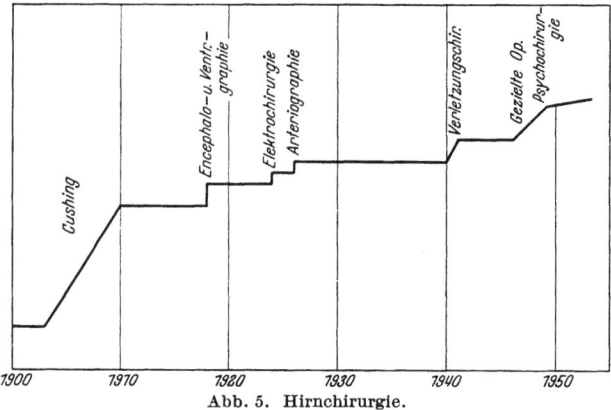

Abb. 5. Hirnchirurgie.

die Diagnostik hervorragend vervollkommnete. Er wurde so zu einem wahren Reformator der Hirnchirurgie, auf dessen Schultern die moderne Neurochirurgie sich weiterentwickelte. Ihr Aufstieg ist vor allem mit den Namen von DANDY, ADSON und FRAZIER in Amerika, DE MARTELL in Frankreich, OLIVECRONA in Stockholm, JENTZER in Genf, TÖNNIS und seinen Schülern in Deutschland verknüpft. Die Tabelle zeigt Ihnen den raschen Anstieg durch CUSHINGs Arbeiten, dann die schrittweise, aber gleichmäßige Weiterentwicklung unter Ausdehnung der Eingriffe auf die Hypophyse, das Kleinhirn, die Aneurysmen und Geschwülste der Hirngefäße usw., in neuester Zeit sogar auf die Stammgebiete des Gehirns. Die verfeinerte Diagnostik durch Einführung der Encephalo- und Ventrikulographie durch DANDY und BINGEL (1918 und 1921) und der Arteriographie durch MONIZ (1927) und die verbesserte Operationstechnik mit Berieselung und Absaugung des Operationsfeldes, mit Anwendung von Dauertransfusionen und mit Einführung des elektrischen Operierens (1930) begünstigten diese Fortschritte. So konnte DANDY es 1928 wagen, erstmalig eine Hemisphärektomie auszuführen, die heute in den Händen erfahrener Neurochirurgen, wie TÖNNIS hierüber berichtet hat, kein außergewöhnlicher Eingriff mehr ist und sogar überstanden wird. Und durch die sog. gezielten Operationen können mit geradezu mathematischer Exaktheit Gebiete in der Tiefe des Gehirns angegriffen werden, die bis vor kurzem als völlig unzugänglich galten. In neuester Zeit haben die psychochirurgischen Eingriffe, die Durchtrennung der weißen corticothalamischen Bündel nach dem Vorgang der Lobotomie von MONIZ zur Beseitigung geistiger Störungen besonderes Interesse erregt. LERICHE nennt dieses Gebiet mit Recht „ein Versprechen, das noch viel innere Sammlung braucht". Da diese Verfahren einen Eingriff

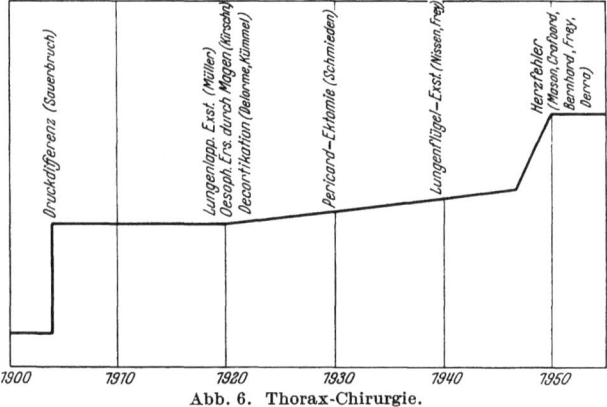

Abb. 6. Thorax-Chirurgie.

in die Persönlichkeit des Kranken bedeuten, stellen sie eine ungeheure Anforderung an die Verantwortlichkeit des Operateurs.

Jedenfalls hat die Neurochirurgie durch ihre bewundernswerte Entwicklung längst ihre Berechtigung erwiesen, als Sonderfach der Chirurgie angesehen zu werden.

Auf eine kurvenmäßige Darstellung der Entwicklung der Sympathicuschirurgie verzichte ich, um Zeit zu sparen. Auf diesem Gebiet ist aber trotz vieler Aussichten noch schwer zu sagen, was von bleibendem Wert bestehen wird, da viele Erfolge vielen Mißerfolgen gegenüberstehen. Das liegt weniger an der Unternehmungsfreudigkeit der Chirurgen als an dem Bau und den komplizierten funktionellen Zusammenhängen des vegetativen Nervensystems, deren Aufklärung noch manches Rätsel lösen muß. Eine wirkliche Beurteilung der Erfolgsaussichten wird erst nach langer Zeit möglich sein, wenn genügend Dauerbeobachtungen vorliegen.

Die Entwicklung der *Thoraxchirurgie* zeigt gegenüber dem ziemlich gleichmäßigen Aufstieg der meisten übrigen Gebiete der Chirurgie einen durchaus abweichenden Verlauf (Abb. 6). Da uns Herr FREY vor 1 Jahr seinen schönen Überblick über diese Entwicklung gegeben hat, darf ich kurz darüber hinweggehen und nur daran erinnern, daß die Thoraxchirurgie einen ersten gewaltigen Auftrieb durch die Ausarbeitung des Druckdifferenzverfahrens durch SAUERBRUCH in den Jahren 1904—1906, durch die erst eigentlich die Thoraxchirurgie geschaffen wurde, erfahren hat. Auf seinen Schultern wurde dann Schritt für Schritt weitergebaut, bis im letzten Jahrzehnt ein neuer großer Auftrieb mit der Einführung der Intubationsnarkose, der künstlichen Beatmung und aller sonstigen zusätzlichen Verbesserungen eintrat. So entstand als jüngster Zweig der endothorakalen Chirurgie auch die operative Behandlung der an-

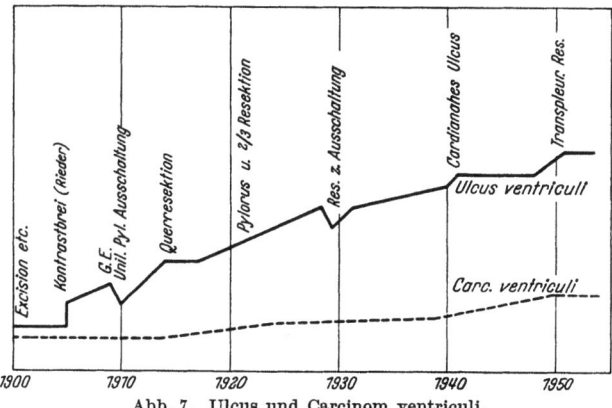

Abb. 7. Ulcus und Carcinom ventriculi.

geborenen Herzfehler. Die Chirurgie darf auf die Bereicherung der technisch-operativen Erfolge auf diesem Gebiet stolz sein. Leider kann dabei nicht übersehen werden, daß die auch mit diesen Methoden erreichbaren Dauerheilungen, so z. B. bei der Bekämpfung des Speiseröhrenkrebses (NISSEN) oder des Lungencarcinoms noch nicht auf gleicher Höhe mit den technischen Erfolgen stehen. Auch das Dauerergebnis der bewundernswert fein ausgearbeiteten Segmentresektion bei der Lungentuberkulose ist in ihren Enderfolgen noch abzuwarten.

Ich darf nun einige Kapitel der praktisch so wichtigen *Bauchchirurgie* erwähnen. Auf der nächsten Abb. 7 sind die Ergebnisse der chirurgischen Behandlung des Magen- und Zwölffingerdarmgeschwürs und zum Vergleich die des Magenkrebses dargestellt.

Der verschiedene Verlauf der Kurven ist bezeichnend für das Erreichte. Die operative Behandlung des Ulcus pepticum steckte zu Beginn des Jahrhunderts noch in ihren Kinderschuhen. Umstechung der zuführenden Gefäße, Excision des Geschwürs, die Gastroenterostomie, Pylorus- und Gastroplastiken waren die gebräuchlichen Methoden mit oft wenig befriedigendem Erfolg. Die Einführung des Kontrastbreies durch RIEDER (1905) bedeutete einen gewaltigen Fortschritt in diagnostischer Hinsicht. Einen Rückschritt brachte dagegen die von v. EISELSBERG eingeführte unilaterale Pylorusausschaltung, die den Pylorus nach Anlegung der G.-E. vollständig verschließen sollte. Sie brachte ein gehäuftes Auftreten des Ulcus pepticum jejuni, so daß sie wieder aufgegeben werden mußte. Langsam gewann die Resektion an Boden. Wir Älteren erinnern uns noch, wie alljährlich auf den Kongressen v. HABERER und FINSTERER in die Arena stiegen und hier unter dem Schlachtruf „hie Pylorus- — hie $^2/_3$-Resektion" die Klingen kreuzten, bis die zunehmende Erfahrung beiden recht gab und die $^2/_3$-Resektion mit Entfernung des Pylorus zum Allgemeinverfahren erhoben wurde. Mit gleicher Erbitterung wurde der Kampf um die Frage „Billroth I oder Billroth II" geführt und von v. HABERER an seinen operativen Erfolgen gezeigt, daß der Billroth I nicht nur, wie es hieß, physiologischere Verhältnisse schafft, sondern sich wider Erwarten auch ohne allzu große Schwierigkeiten, selbst bei subtotaler Magenresektion, durchführen läßt. Auch hierin brachte die zunehmende Erfahrung eine Kompromißlösung; wenn auch die Resektion nach Billroth II heute sicher am meisten geübt wird, bleibt es doch jedem Operateur überlassen, ob er nach Billroth I oder Billroth II operieren will, wenn er nur genug reseziert. Ähnlich steht es mit der vieldiskutierten Frage, ob die G.-E. iso- oder anisoperistaltisch mit oder ohne Enteroanastomose angelegt werden soll. Ich habe zeigen können, daß die Heilerfolge beider Verfahren bei technisch richtiger Ausführung vollkommen übereinstimmen. Die präpylorische „Resektion zur Ausschaltung" kann ich nicht als einen Fortschritt ansehen. Verbesserte Kenntnis von der Geschwürsentstehung (ASCHOFF, v. BERGMANN, v. REDWITZ, KONJETZNY, BUCHNER u. a.), Vervollkommnung der Röntgendiagnostik (BERG), verbesserte Indikation, Vor- und Nachbehandlung und Vervollkommnung der Technik, besonders durch Erweiterung der Eingriffe bei kardianahen Geschwüren durch das transpleurale Vorgehen haben immer bessere Erfolge gebracht. Trotzdem bleibt es für den verantwortungsbewußten Chirurgen unbefriedigend, bei einem oft kleinen Geschwür ausgedehnte Resektionen mit Opferung großer Magenabschnitte ausführen zu müssen. Es wäre ein großer Fortschritt, wenn hier andere Wege gefunden würden, wie man es von der Vagotomie oder der Splanchnicusresektion erhofft hatte. Einstweilen ist dieser Wunsch aber noch nicht erfüllt.

Die Kurve der operativen Behandlung des *Magenkrebses* ist bei kritischer Beurteilung leider ungefähr auf dem alten Niveau geblieben. Auch hier hat die verbesserte operative Technik und Allgemeinbehandlung einige Früchte getragen, und die mit modernen Betäubungsverfahren durchgeführte transpleurale Totalresektion des Magens, wenn nötig mit Fortnahme der Milz, des Pankreas, des Quercolons, die

Grenzen der Operabilität wesentlich erweitert. Aber stehen die Dauerheilungen im Verhältnis zu solchen heroischen Maßnahmen? Es wäre beglückend, wenn sich hier andere Wege finden ließen.

Ein viel erfreulicheres Kapitel stellt die Entwicklung der *Appendektomie* dar (Abb. 8). Ihr Geschick hat sich in unglaublich kurzer Zeit ungefähr im 1. Dezennium unseres Jahrhunderts entschieden. Eine der ersten Absceßincisionen wegen perforierter Appendicitis wurde schon 1883 von v. MIKULICZ, eine der ersten Appendektomien von KRÖNLEIN 1884 ausgeführt; der erste geheilte Fall einer Appendektomie in Deutschland stammte von SCHÜLLER (1889 zit. nach TRENDELENBURG). Es war

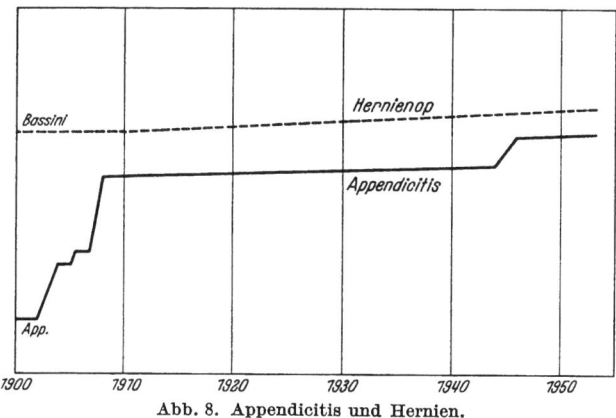

Abb. 8. Appendicitis und Hernien.

wieder KÜMMELL, der 1890, ebenso wie SONNENBURG, nicht nur energisch für die frühzeitige Resektion des Wurmfortsatzes als Radikalbehandlung der akuten Perityphlitis eintrat, sondern diese als erster auch im Intervall bei rezidivierender Appendicitis ausführte. Ihm gesellten sich bald L. REHN, SPRENGEL, v. MIKULICZ, KÖRTE, CZERNY u. a. hinzu. 1908 wies L. REHN auf die Wichtigkeit der Wiederherstellung des intraabdominellen Druckes nach Operationen wegen Peritonitis und anderen Erkrankungen der Bauchhöhle hin, indem er einen möglichst weitgehenden Verschluß der Bauchwunde an Stelle der bis dahin üblichen breit-offenen Tamponade empfahl und damit einen wesentlichen Fortschritt in der Bauchchirurgie anbahnte. Die Kurve deutet an, daß der heute noch gültige Standpunkt in der operativen Behandlung der Appendicitis in stürmischem Aufstieg im wesentlichen bis zum Jahre 1910 erreicht war. Erst durch die Einführung der Chemotherapeutica und Antibiotica ist im letzten Jahrzehnt noch eine gewisse Steigerung erzielt, die aber für das Gros der Erkrankten bei frühzeitiger Operation keine übermäßig große Bedeutung hat.

Einen anderen Verlauf als fast alle übrigen Teilgebiete der Chirurgie zeigt die Entwicklung der *Bruchoperationen* (Abb. 8). Bei ihnen hat sich seit 1900 eigentlich nichts Wesentliches geändert, da das von BASSINI 1889 angegebene Verfahren sich seitdem als das Normalverfahren bei der Leistenbruchbehandlung in der ganzen Welt eingebürgert hat und überall, mitunter mit unbedeutenden Modifikationen, geübt wird.

Eine letzte Kurve (Abb. 9) soll noch die Entwicklung der *urologischen Chirurgie* aufzeigen, die besonders geeignet ist zu demonstrieren, wie Baustein zu Baustein gefügt worden ist, bis der jetzige Stand der Urologie erreicht ist. Über die ältere Geschichte der Urologie gab kürzlich Herr

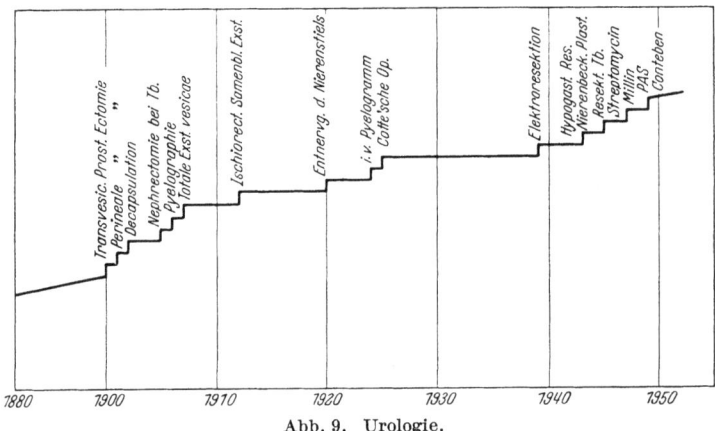

Abb. 9. Urologie.

KIELLEUTHNER einen interessanten Rückblick. Einen ungeheuren diagnostischen Fortschritt hatte die Erfindung des Cystoskops im Jahre 1880 und der Ureterencystoskopie 1885, beides durch NITZE, gebracht. Nierenresektionen, Ureterumpflanzungen, Nierenbeckenplastiken bei Hydronephrose wurden schon ausgeführt. So stand die urologische Chirurgie schon um die Jahrhundertwende auf einem hohen Niveau. Das 1. Dezennium unseres Jahrhunderts brachte vielfache Fortschritte, so vor allem den Anfang einer operativen Behandlung der Prostatahypertrophie, da die bis dahin versuchten Einkerbungen des Prostataringes nach GUTHRIE und MERCIER, zuletzt durch BOTTINI, der schon den galvanischen Strom hierfür benutzte, und somit als Vorläufer der Elektroresektion angesehen werden kann, unbefriedigend waren. 1900 hatte FREYER die transvesicale Prostatektomie so weit ausgebildet, daß sie bald überall zur Anwendung kam. Ein Jahr später ging CZERNY perineal vor. Auf diesem Gebiet brachte die Einführung der Elektroresektion (1932) durch KIRWIN, BOSHAMER, v. LICHTENBERG und 1946 die unter Infektionsschutz ausgeführte retropubische Prostatektomie durch MILLIN weitere Fortschritte. Von größter Bedeutung für die Entwicklung der Urologie war im 1. Jahrzehnt unseres Jahrhunderts unter anderem die Einführung der Chromoskopie, der retrograden Pyelographie mit Kontrastmitteln durch VOELCKER und v. LICHTENBERG, die dann 1924 durch die intravenöse Pyelographie erweitert wurde. Den Weg zu den Samenblasen zeigte erstmalig VOELCKER 1912. Während EDEBOHLS schon 1902 die Dekapsulation der Niere bei Nephritis angab, wurde der Eingriff 1920 durch Entnervung des Nierenstiels durch PAPIN in seiner Wirkung erweitert. Die Verbesserung der Diagnostik und Indikationsstellung, die auf die Arbeiten von KÜMMELL, ED. REHN, WILDBOLZ, LJUNGGREN, BOEMINGHAUS u. a. zurückgeht, die Vervollkommnung der Nierenbeckenplastiken (HRYNTSCHAK 1936, DEUTICKE, HELLSTRÖM u. a. 1938), der Ureterchirurgie (MAYDL, COFFEY, VOELCKER), der totalen Blasenexstirpation (BOEMINGHAUS), der Nierenresektion muß ich übergehen. Einen wesentlichen Fortschritt brachte aber in den letzten 15 Jahren die Einführung der antibiotischen Mittel in die urologische Chirurgie, vor allem des Streptomycin, sowie die Benutzung von PAS, Conteben und Neoteben, die in letzter Zeit in den Händen von BOSHAMER, LJUNGGREN, MAY u. a. bemerkenswerte Fortschritte auf dem Gebiet der Nierentuberkulose herbeigeführt haben. Auch die Extraktion tiefsitzender Uretersteine mit der Schlinge von ZEISS darf als wichtiger Fortschritt nicht unerwähnt bleiben.

Meine Damen und Herren! Ähnliche, die Chirurgie des Kropfes, der Gallenwege, der Bauchspeicheldrüse und der Milz, der Transplantationen, der Gelenk- und Wirbeltuberkulose, der Arthroplastik und der Deformitäten betreffende Zusammenstellungen ließen sich noch leicht anfügen; sie würden aber im ganzen alle eine ähnliche, wenn auch zeitlich etwas verschiedene Entwicklung zeigen.

Es konnte dabei natürlich nicht ausbleiben, daß bei dem Suchen nach Verbesserungen auch manche Irrwege beschritten und manche Umwege gemacht wurden. Als solchen Irrweg habe ich z. B. die unilaterale Pylorusausschaltung erwähnt. Hierher gehören auch die zur Beseitigung der Enteroptose unternommenen Aufhängeoperationen an den Bauchorganen, die mit Recht wieder verlassen sind, ferner die Fettimplantation in das Gehirn bei Hirnnarben und -defekten, Epilepsie u. a. m. Neue Verfahren wurden in anfänglicher Begeisterung weit über das Ziel hinaus zur Anwendung gebracht. Ich erinnere an die radikale operative und danach ausschließlich konservative Behandlung der Knochen- und Gelenktuberkulose, wie letztere durch BIER in Hohenlychen gepflegt wurde, an die Epidemie der Meniscusoperationen, an die zur Modekrankheit ausgeartete Operation beim Bandscheibenprolaps und die anfängliche Handhabung der Küntscher-Nagelung, ebenso an die Überwertung der Lehre von der Fokalinfektion und der Wirkung der Sulfonamide. An der nötigen Kritik hat es unter den Chirurgen glücklicherweise nie gefehlt. Wer kennte nicht das seinerzeit aufsehenerregende Buch von ERWIN LIEK: „*Der Arzt und seine Sendung*", das ungeheuren Eindruck machte, aber bei aller berechtigten Kritik auch über das Ziel hinausschoß. Auf dem Chirurgenkongreß 1925 hat SAUERBRUCH eindringlich darauf hingewiesen, „daß der materialistische Irrglaube, daß Lebens- und Leidensvorgänge exakt erforscht und restlos gedeutet werden könnten", zu einer kritischen Phase geführt hätte. Der Chirurg ist insofern in einer glücklichen Lage, als die von ihm erzielten sichtbaren Erfolge oder Mißerfolge ihn immer von neuem zwingen, zu kontrollieren, ob er auch auf dem richtigen Wege ist. So steht er dauernd unter Selbstkontrolle und werden begangene Irrtümer, auch wenn sie zeitgebunden sind, über kurz oder lang ausgemerzt.

Es braucht kaum hervorgehoben zu werden, daß die Chirurgie ihrem Wesen nach in enger Verbundenheit mit dem praktischen Leben sich entwickelt hat, und ihre Aufgabe auch darin sieht, dessen Erfordernissen Rechnung zu tragen. Am deutlichsten tritt das in der Entwicklung der Unfallchirurgie zutage. Zwei furchtbare Weltkriege sind in der Berichtszeit über uns hinweggezogen und haben uns gezwungen, der Kriegschirurgie unsere ganze Kraft zuzuwenden. Die erschreckende Zunahme der Verkehrsunfälle wurde durch die ausgezeichneten Referate von KIRSCHNER 1938 und von K. H. BAUER auf dem diesjährigen Chirurgenkongreß als Volksgefahr gekennzeichnet, und es ist zu hoffen, daß aus dem erschütternden Bericht von K. H. BAUER von den dazu berufenen Stellen auch praktische Konsequenzen gezogen werden. Mit den elektrischen Schäden hatte sich der leider zu früh verstorbene RENÉ SOMMER besonders befaßt. Die Bekämpfung der die Volkskraft schädigenden angeborenen und erworbenen Deformitäten beschäftigt uns genau so, wie die Orthopäden. So darf die Chirurgie wohl mit Recht als lebensnahe Wissenschaft bezeichnet werden.

Bei einer solchen Entwicklung konnte es nicht ausbleiben, daß sich am Rande auch einige weniger erfreuliche Begleiterscheinungen einstellen. Ich rechne hierher die zunehmende, uns Ärzten zugeschobene rechtliche Verantwortungspflicht für unser Handeln. Ich bin gewiß der letzte, der der Ansicht wäre, daß der Arzt nicht für die Folgen seines Handelns einzustehen hätte, sondern meine, daß er entsprechend seinem hohen verantwortungsvollen Beruf auch ein besonders hohes Maß an Verantwortung auf sich zu nehmen hat. Die Grenzen dieser

Verantwortung dürfen aber nicht überspannt werden; sonst leidet darunter die Handlungsfreiheit des Chirurgen, besonders in Momenten äußerster Gefahr, wo schnellstes Handeln erforderlich und kein langes Überlegen am Platze ist, und damit würde dem Kranken statt genützt nur geschadet (GULEKE, GOLDHAHN, F. F. KÖNIG, STICH u. a.). Und wenn dem Arzt schon eine so weitgehende Verantwortung zugeschoben wird, dann sollte er hierin nicht allein stehen, sondern in seinem Boote auch die Herren Juristen finden.

Eine andere, mit der Zeitanschauung einhergehende unerfreuliche Entwicklung hat die Publicity genommen, wie sie in den sich häufenden Bildberichten in der Tagespresse und den Illustrierten Zeitschriften über berühmte Ärzte und Chirurgen, über neue aufsehenerregende Operationen und Heilverfahren oder über wissenschaftliche Fragen, die von uns diskutiert werden, zutage tritt. Sollte wirklich jemand ernstlich glauben, daß ein mit Sachkenntnis nicht belasteter Reporter, ein wissenschaftlicher Laie, durch willkürliche Befragung einzelner Autoren mit weitauseinandergehenden Meinungen eine Frage aufklären oder auch nur fördern kann, über die sich die anerkannten Sachverständigen vergeblich die Köpfe zerbrechen? Sollte wirklich nicht begriffen werden, daß die Erweckung falscher Hoffnungen durch unberechtigte Anpreisung besonderer Heilmittel oder neuer Verfahren, deren Bedeutung noch gar nicht genügend erprobt ist, den Kranken einen schweren Schaden zufügt? Die immer wieder zu hörende Rechtfertigung, die Presse habe eben die Aufgabe, die Öffentlichkeit über die neuesten Ereignisse aufzuklären, kann das nicht entschuldigen, besonders, wenn eine Sensation ohne Rücksicht auf sich ergebende Folgen hiermit angestrebt wird. Ich sehe hierbei ganz ab von den üblen Mitteln, wie sie erst kürzlich hier in München zur Erreichung einer solchen Sensation angewandt wurden. Es läßt sich nun hierbei nicht übersehen, daß ein gewisser Teil der Schuld bei dieser Entwicklung auf uns selbst zurückfällt. Es ist noch gar nicht lange her, daß die Mitwirkung an allen Veröffentlichungen in der Tagespresse von uns Ärzten ganz allgemein abgelehnt wurde. Das hat sich inzwischen leider geändert. Trotzdem bin ich rückständig genug zu glauben, daß es für uns und auch für die Allgemeinheit besser wäre, wir erforschten unsere Fachprobleme wieder unter uns, bis wir sichere Ergebnisse vor uns haben, und lassen dann die Leistung als solche — ohne öffentliche Anpreisung — für sich sprechen. Das hat sich früher als völlig ausreichend erwiesen und würde dem Ansehen des Ärztestandes und der Vertrauensstellung des Arztes auch in Zukunft sicherlich nur dienlich sein.

Ein Rückblick über die Geschichte der Medizin läßt erkennen, wie die verschiedensten Lehren, so die von der Humoral-, der Organ-, der

Cellular- und jetzt wieder der Neuralpathologie einander abgelöst haben. Keines von diesen Lehrsystemen konnte für sich allein bestehen. Sie greifen ineinander ein und ergänzen sich in Form von ,,Funktionskreisen", wie das HOFF in einem sehr schönen Vortrag kürzlich ausgedrückt hat. Nur in diesem Sinn ist auch die Anschauung von der Bedeutung der nervalen Lenkung aller Vorgänge im Körper zu vertreten. Ich glaube, daß in dieser Erkenntnis ein großer Fortschritt zu sehen ist. Sie entspricht der biologisch-funktionellen Betrachtungsweise, die im Laufe der letzten Jahrzehnte eine vordringliche Rolle gewonnen hat und die in die Fragen der Konstitutionspathologie mit der Erblichkeitsforschung, der Erforschung des Zusammenspiels der innersekretorischen Drüsen, besonders der Hypophyse und der Nebennieren, die uns noch manches Rätsel aufgeben, sowie der Tätigkeit des vegetativen Nervensystems und der Entwicklung der Sympathicuschirurgie hineinleuchtet. Hierher gehört auch die interessante, von FROMME aufgeworfene Frage nach der Rolle des Mesenchyms im gesunden und krankhaften Geschehen. Sie sehen, welche Fülle von Problemen es noch zu lösen gilt. Um die Weiterentwicklung der Chirurgie braucht einem daher nicht bange zu sein. Das eigentliche Problem liegt vielmehr in der Schwierigkeit, die Fülle unseres Wissens an den Hochschulen so zusammenzufassen, daß der angehende Arzt ohne zu frühzeitige Spezialisierung die allgemeine medizinisch-wissenschaftliche Grundlage erhält, die er zur späteren Ausübung des ärztlichen Berufes braucht.

Von übergeordneter Bedeutung für die Weiterentwicklung der Chirurgie ist der Konnex unseres Fachgebietes nicht nur mit den medizinischen Nachbargebieten, sondern mit allen anderen Zweigen der Naturwissenschaften, der Biologie, der Physik, der Chemie, der Pharamazie. Wo stünden wir heute ohne Röntgenstrahlen oder auch ohne Chemotherapie? Mit den Naturwissenschaften allein kommen wir aber nicht aus. Wie die Rolle der nervös gesteuerten Vorgänge, auch fern vom Ort der Einwirkung, heute im medizinischen Denken zunehmende Beachtung findet, und wie operative Eingriffe zur Lenkung psychischer Vorgänge ausgeführt werden, steht das alte Problem ,,Leib und Seele" wieder im Blickpunkt unseres Forschens. Hier ist der naturwissenschaftlichen Betrachtungsweise eine Grenze gezogen. Die ärztliche Erfahrung lehrt uns aber immer wieder, welchen Einfluß seelische Kräfte auf das körperliche Geschehen ausüben, seelische Kräfte, die dem Kranken innewohnen, aber auch solche, die vom wahren Arzt auf den Kranken übertragen werden und dessen Zustand beeinflussen. Sie sind mit die Grundlage des persönlichen Vertrauensverhältnisses zwischen Arzt und Kranken, ohne die der ärztliche Beruf einer seiner besten Stützen beraubt wäre. Sie kennen alle das Buch von BIER über die Seele. GUSTAV V. BERGMANN schließt seine Rückschau mit den Worten: „Das Ethische wird zur letzten und edelsten Aufgabe für den Naturforscher und für den Arzt. Wir nähern uns wieder dem Irrationalen, um die Geheimnisse, die tiefer liegen, zu durchdringen." Darin liegt eine Zielsetzung — aber auch eine Gefahr, die durch die Entwicklung in früheren Jahrhunderten grell beleuchtet wird. Gerade der Chirurg, der Vertreter wohl des praktischsten Fachgebietes der Medizin, sollte sich davor hüten, den Boden erwiesener Tatsachen vorschnell zu verlassen und mystischen Kräften einen allzu großen Spielraum zu gewähren. Trotzdem müssen wir dieser Frage mit vollem Bewußtsein ihrer Tragweite nachgehen.

Wir leben in einer Zeit, in der der Materialismus immer mehr an Boden gewinnt. Schon die Entwicklung des Technischen bringt das mit sich, dessen Überwertung bei unserer Tätigkeit und in der Bewertung unserer Tätigkeit durch die Öffentlichkeit mancherorts deutlich hervortritt. Aber bei aller Anerkennung der technischen Fortschritte sollte nie vergessen werden, daß das einfache Aneinanderreihen von einzelnen, wenn auch noch so vielseitigen Laboratoriumsergebnissen noch keine Diagnose ergibt und daß die Anwendung auch der modernsten Hilfsapparatur noch keinen Heilerfolg bringt, wenn nicht die geistige, synthetische Arbeit des Arztes zur richtigen Erkenntnis im Einzelfall führt — wie oft ist hierbei berechtigterweise von der „Intuition" gesprochen worden — und wenn die gesegnete Hand, das Fingerspitzengefühl und der Mut des Chirurgen nicht einen Eingriff zum glückhaften Ende führt, der einem anderen trotz der gleichen technischen Hilfsmittel mißlungen wäre. Aber nicht nur im Einsatz und in der Bewertung des Technischen, sondern in der Gesamtauffassung vom Leben bedeutet der Materialismus eine tödliche Gefahr für den ärztlichen Beruf. Mit seiner Herrschaft verlöre das Arzttum den Sinn seiner Existenz und schon deshalb ist grundsätzlich die Sozialisierung des Ärztestandes abzulehnen. Seit jeher galt dem wahren Arzt als oberstes Gesetz, jedem Kranken, ganz gleich welchen Standes, welcher Klasse, welcher Gemeinschaft, uneigennützig in jeder Not zu helfen, selbst wenn das mit dem Einsatz seines Lebens verbunden war. Diese idealistische, humanitäre Auffassung von unserem Beruf hatte seit alters her bis zum Beginn unseres Jahrhunderts noch überragende Bedeutung — man denke nur an den Hausarzt, der nicht daran dachte, für jeden Krankenbesuch zu liquidieren! Seitdem haben sich alle Lebensformen und Lebensbedingungen so gründlich geändert, daß der Arzt, teils durch behördliche Einrichtungen, teils aus Lebenserhaltungstrieb gezwungen, das Materielle mitunter mehr in den Vordergrund stellen mußte, als es uns Ärzten lieb ist. Wir müssen die hieraus sich ergebende Gefahr für unseren Stand klar erkennen und dürfen, allen Schwierigkeiten zum Trotz, die Ideale wahren Arzttums nicht preisgeben. Millionen unserer deutschen Mitbrüder wird zur Zeit der Kampf des krassesten Materialismus gegen jede idealistische Lebensauffassung mit schärfstem Druck aufgezwungen. Mit tiefster Anteilnahme gedenke ich ihrer. Denn ohne Ideale ist das Leben nicht lebenswert. Seien wir dessen eingedenk, daß wir ein Vermächtnis zu wahren haben, das seit Urzeiten der Leitstern wahren Arzttums war: selbstlos die humanen Helfer unserer Kranken in all ihren Nöten zu sein. Halten wir unseren Vorgängern hierin die Treue, dann werden wir auch vor der Zukunft in Ehren bestehen.

Namenverzeichnis.

Adson S. 31.
Albert, E. S. 21.
Angerer, O., Ritter v. S. 12.
Anschütz, W. S. 20.
Aschoff, L. S. 34.
Bardenheuer, B. S. 3.
Bassini S. 36.
Bauer, K. H. S. 15, 29, 30, 38.
Beck S. 29.
Berg S. 34.
Bergmann, E. v. S. 3, 4, 6, 18, 21, 31.
— G. v. S. 34, 41.
Bernhard, O. S. 4.
Bier, A. S. 16, 21, 27, 29, 37, 40.
Billroth, Th. S. 4, 6, 8, 11, 15.
Bingel, A. S. 31.
Bircher, E. S. 24.
Böhler, L. S. 29.
Boeminghaus, H. S. 37.
Borchard, A. S. 15.
Boshamer, K. S. 36, 37.
Bottini S. 36.
Braun, H. S. 17, 27.
Brun S. 29.
Bruns, P. v. S. 19, 20.
Brunner, A. S. 24.
Buchner, H. E. A. S. 34.
Bürkle de la Camp, H. S. 26, 29.
Busch, C. D. W. S. 9.
Calvé S. 19.
Carrel, A. S. 25.
Codivilla S. 28.
Coffey, R. C. S. 37.
Czerny, V. v. S. 8, 9, 35, 36.
Cushing, H. S. 31.
Dandy, W. S. 31.
Deuticke, P. S. 37.
Dogliotti, A. M. S. 28.
Domagk, G. S. 26.
Edebohls S. 37.

Eiselsberg, A. Frhr. v. S. 15, 16, 34.
Enderlen, E. S. 17, 24.
Esmarch, F. v. S. 7, 12, 16.
Fehleisen, F. S. 6.
Fleming, A. S. 26.
Finsterer, H. S. 27, 34.
Frazier, Ch. H. S. 31.
Frey, E. K. S. 24, 32.
Freyer, M. S. 36.
Fromme, A. S. 40.
Garrè, C. S. 14, 20.
Goetze, O. S. 24.
Goldhahn, R. S. 39.
Graser S. 18.
Guleke, N. S. 29, 30, 39.
Gussenbauer, C. S. 15.
Guthrie, E. R. S. 36.
Haertel, F. S. 27.
Haberer, H. v. S. 34.
Hellström, J. S. 37.
Halsted, W. S. 24, 27.
Helferich, H. S. 12.
Henschen, C. S. 24.
Hochenegg S. 18.
Hoff, F. S. 40.
Hollenbach, F. S. 30.
Horsley, V. S. 31.
Hryntschak, Th. S. 37.
Jentzer, A. S. 31.
Johansson, Sv. S. 28.
Kappis, M. S. 27.
Kehr S. 18.
Key, E. S. 24.
Klapp, R. S. 23, 28.
Kielleuthner S. 36.
Killian S. 27.
Kirschner, M. S. 23, 28, 29, 38.
Kirwin, Th. J. S. 36.
Koch, R. S. 2.
Kocher, Th. S. 8.
König, Franz S. 7.
— Fritz S. 18, 24, 28.
— F. F. S. 39.
Körte, W. S. 14, 23, 35.

Konjetzny, Gg. S. 34.
Kraske, H. S. 18.
Krause, F. S. 31.
Krecke, A. S. 24.
Krönlein, R. S. 10, 35.
Krogius, A. S. 24.
Krukenberg S. 29.
Kümmell, H. S. 13, 25, 35, 37.
Küntscher, G. S. 28.
Küster, E. S. 25.
Küttner, H. S. 20.
Kuhn, F. S. 27.
Kulenkampff, D. S. 27.
Laewen, A. S. 27.
Landsteiner, K. F. S. 26.
Lane S. 28.
Langenbeck, B. v. S. 5, 6, 9, 10.
Larrèy, J. D. S. 3, 4.
Legg, A. Th. S. 19.
Leriche, R. S. 28, 32.
Levander S. 29.
Lexer, E. S. 18, 24, 25, 29.
Liek, E. S. 38.
Lichtenberg, A. v. S. 36, 37.
Ljunggren, E. S. 37.
Lucas-Championière, J. M.-M. S. 25.
Madelung, O. S. 3, 9.
Mac Burney S. 10.
Madlener, M. S. 24.
Magnus, Gg. S. 29.
De Martell S. 31.
May, F. S. 37.
Maydl S. 37.
Mercier S. 36.
Mikulicz, J. v. S. 11, 20, 35.
Miles S. 30.
Millin S. 37.
Moniz, E. S. 31, 32.
Müller, W. S. 18.
Neuber, G. S. 6.
Nicoladoni, K. S. 21.
Nitze, M. S. 36.
Nissen, R. S. 25, 33.

Nordmann, O. S. 23.
Nystroem, G. S. 24.
Oberst, M. S. 27.
Oehlecker, F. S. 26.
Olivecrona, H. S. 31.
Papin S. 37.
Payr, E. S. 21.
Perthes, Gg. S. 19.
Petrén, G. S. 24.
Phemister, D. B. S. 29.
Poppert S. 18.
Ranzi, E. S. 15.
Rehn, Ed. S. 37.
— L. S. 11, 26, 35.
Redwitz, E. v. S. 34.
Riedel, B. S. 10, 18.
Rieder, W. S. 25, 33.

Rose S. 3.
Rovsing S. 24.
Ruppanner, E. S. 24.
Saegesser, M. S. 24.
Sauerbruch, F. S. 22, 24, 29, 33, 38.
Schede, P. S. 13, 21.
Schlange, F. E. H. S. 6.
Schindler, C. S. 24.
Schleich, C. L. S. 27.
Schmieden, V. S. 21.
Schimmelbusch, C. S. 6.
Schoemaker, J. S. 24.
Schönbauer, L. S. 16.
Schüller, A. S. 35.
Seemen, H. v. S. 26.
Smith-Petersen S. 28.

Sommer, R. S. 38.
Sonnenburg, E. S. 35.
Sprengel, O. S. 18, 35.
Steinmann, F. S. 28.
Stich, R. S. 15, 25, 39.
Svante Orell S. 29.
Tönnis, W. S. 31.
Trendelenburg, F. S. 2, 9, 19, 35.
Vanghetti S. 29.
Virchow, R. S. 2.
Voelcker, Fr. S. 37.
Volkmann, R. v. S. 2, 5.
Wendel, W. S. 18.
Wiedhopf, O. S. 27.
Wildbolz, H. S. 37.
Wilms S. 18.

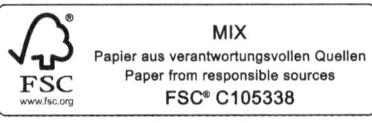

If you have any concerns about our products,
you can contact us on
ProductSafety@springernature.com

In case Publisher is established outside the EU,
the EU authorized representative is:
**Springer Nature Customer Service Center GmbH
Europaplatz 3, 69115 Heidelberg, Germany**

Printed by Libri Plureos GmbH
in Hamburg, Germany